U0348520

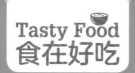

糖尿病人餐谱
一本就够

杨桃美食编辑部 主编

江苏凤凰科学技术出版社

图书在版编目（CIP）数据

糖尿病人餐谱一本就够 / 杨桃美食编辑部主编 . ——
南京 : 江苏凤凰科学技术出版社 , 2015.7（2019.11 重印）
（食在好吃系列）
ISBN 978-7-5537-4525-1

Ⅰ . ①糖… Ⅱ . ①杨… Ⅲ . ①糖尿病 - 食物疗法 - 食
谱 Ⅳ . ① R247.1 ② TS972.161

中国版本图书馆 CIP 数据核字 (2015) 第 101030 号

糖尿病人餐谱一本就够

主 编	杨桃美食编辑部
责 任 编 辑	樊 明 葛 昀
责 任 监 制	方 晨

出 版 发 行	江苏凤凰科学技术出版社
出版社地址	南京市湖南路 1 号 A 楼，邮编：210009
出版社网址	http://www.pspress.cn
印 刷	天津旭丰源印刷有限公司

开 本	718mm×1000mm 1/16
印 张	10
插 页	4
版 次	2015年7月第1版
印 次	2019年11月第3次印刷

标 准 书 号	ISBN 978-7-5537-4525-1
定 价	29.80元

图书如有印装质量问题，可随时向我社出版科调换。

糖尿病人也可以
吃得很精彩

　　一般观念总认为，糖尿病患者的饮食非常乏味无聊，但其实只要掌握好"少油、低盐、低糖"的饮食原则，控制好每日摄取的胆固醇、热量，糖尿病人也可以吃得很营养很丰富！

　　本书除了告诉你糖尿病要怎么吃才健康，还特别整理了人体需要摄取的多种营养素介绍、容易对糖尿病产生的 10 种疑问、要如何注意并发症的饮食等，最重要的是，本书超过 100 道适合糖尿病人的食谱，帮你搭配成一个月的三餐，每天都有新口味，让你不需要苦恼菜色与份量哦！

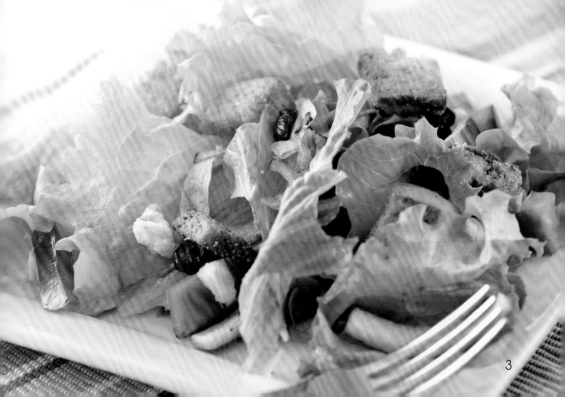

推荐序

"营养、保养、修养"一直是我们在倡导的"三养"理念，从人的内在心灵贯穿于外在体健的调整，才能发挥人体本身最自然的保健机制。想要降低慢性病的罹患风险，吃药、治病都只是治标不治本的方式，人们更应多花心思在培养多吃蔬菜水果的习惯以及营养均衡的正确饮食法则。举例来说，糖尿病的三大成因遗传、肥胖、饮食，其中后面两者只要靠健康的饮食习惯搭配正常的生活作息，即可改善进而达到预防效果。

营养师将糖尿病人在饮食变化需求与传统医学上的膳食疗养结合在食谱上，仔细阅读将可发现他在食材选择、菜色搭配与烹调方式的调配，足见其专注之处！

书中针对糖尿病患的并发症有简要的叙述以及饮食上需要注意的原则，提及糖尿病患所需补充的营养品，除了功效简介与摄取来源的说明，更以专业客观的角度分析提供精简扼要的选购方式。

我最喜欢这本书的部分是早餐的设计以及蔬果饮品的创新调法，如黑麦蔬菜三明治、紫屋魔恋饮品，简单、自然、口感新鲜。其中最令人印象深刻的是日式荞麦凉面，不但善用食材的功效更兼具美味。重要的是，这本食谱书中的调味品运用有别于一般食谱的繁复，简单的做法让任何一位不常做菜的人，也能轻轻松松在五分钟之内调配出健康又好吃的餐点。不管是对于三高病患者，或是追求平衡生活的人来说，都是一本非常值得推荐且可立即应用于日常饮食的佳作。

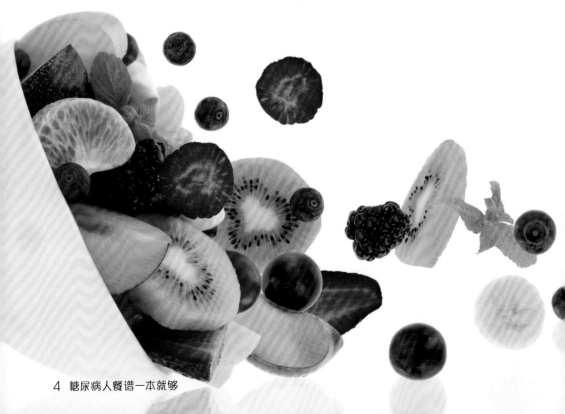

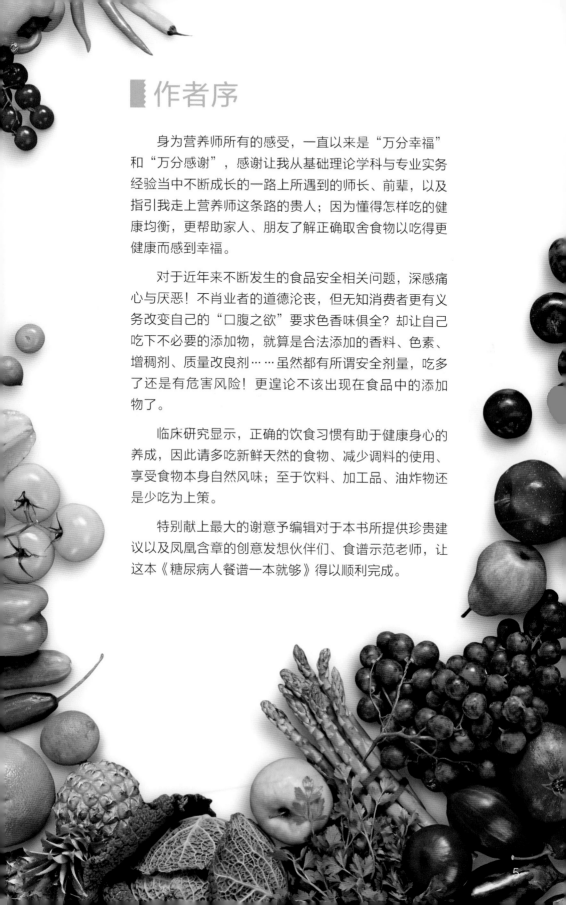

作者序

　　身为营养师所有的感受，一直以来是"万分幸福"和"万分感谢"，感谢让我从基础理论学科与专业实务经验当中不断成长的一路上所遇到的师长、前辈，以及指引我走上营养师这条路的贵人；因为懂得怎样吃的健康均衡，更帮助家人、朋友了解正确取舍食物以吃得更健康而感到幸福。

　　对于近年来不断发生的食品安全相关问题，深感痛心与厌恶！不肖业者的道德沦丧，但无知消费者更有义务改变自己的"口腹之欲"要求色香味俱全？却让自己吃下不必要的添加物，就算是合法添加的香料、色素、增稠剂、质量改良剂……虽然都有所谓安全剂量，吃多了还是有危害风险！更遑论不该出现在食品中的添加物了。

　　临床研究显示，正确的饮食习惯有助于健康身心的养成，因此请多吃新鲜天然的食物、减少调料的使用、享受食物本身自然风味；至于饮料、加工品、油炸物还是少吃为上策。

　　特别献上最大的谢意予编辑对于本书所提供珍贵建议以及凤凰含章的创意发想伙伴们、食谱示范老师，让这本《糖尿病人餐谱一本就够》得以顺利完成。

目 录
CONTENTS

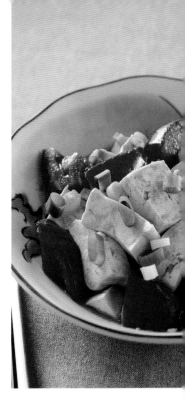

PART 1
元气早餐，一天的活力来源！

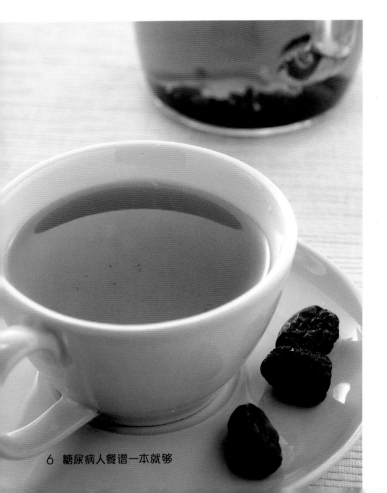

PART 2
健康也要吃得饱，饱足主餐

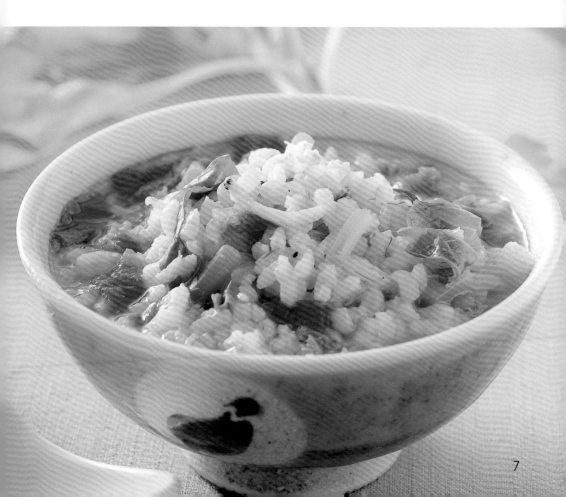

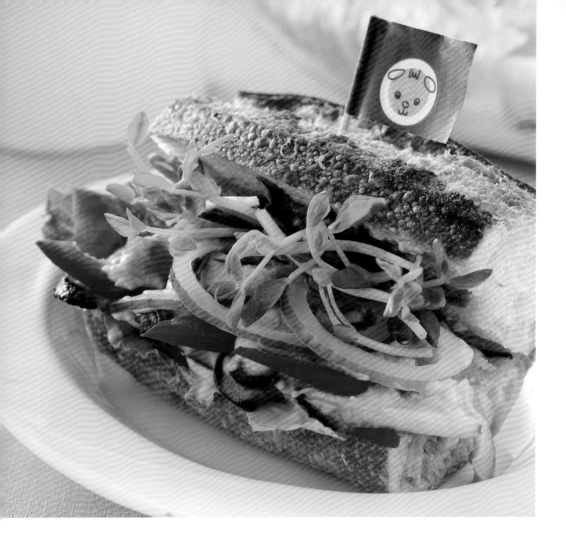

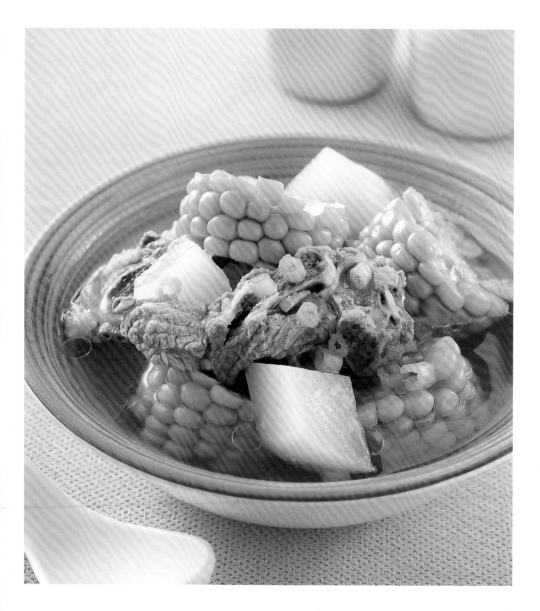

你患糖尿病的机率高吗?

糖尿病是我国十大死因之一，近年来罹患糖尿病的患者也越来越多，根据统计，罹患糖尿病的原因很多，包括遗传、饮食、运动等等。

＊下面，我们就来做个小测验，检测你的生活习惯与环境，看看你是不是糖尿病的高危险群?

- □ 我家有糖尿病家族病史。
- □ 我经常食用高热量食物，如快餐、甜食等等。
- □ 我非常少运动。
- □ 我的年龄大于45岁。
- □ 我是女性，曾生产超过4公斤的胎儿，并曾有妊娠高血糖。
- □ 我是男性，我的腰围超过90公分
- □ 我是女性，我的腰围超过80公分。
- □ 我的BMI≥23
- □ 我的体重超过理想体重20%。
- □ 我曾经有血糖过高的记录（随机测验的血糖值≥200）。
- □ 我有高血压（≥140/90毫米汞柱）。
- □ 我喜欢吃肉多于蔬果。
- □ 我有高血脂（三酸甘油酯≥250毫克／公升，高密度脂蛋白胆固醇≤35毫克／公升）。
- □ 我最近严重口渴、多尿、贪吃、体重快速减轻且发生昏迷。

统计一下你总共打了几个勾?

＊1～3项

恭喜你，得到糖尿病的机率并不高，但还是要记得维持良好的饮食和运动习惯喔! 一旦身体有不适，也要随时注意并且前往医院检查。

＊3～5项

要注意小心成为代谢症候群的准代言人! 因为如果成为代谢症候群者，却没有进行饮食调整的话，就很有可能成为糖尿病患者。

＊5项以上

你是糖尿病的高危险群，除了定期到医院追踪自己的健康状况，也要多参考糖尿病的食谱注意饮食，多多运动，为自己的健康把关!

计算公式

男性理想体重（公斤）＝（身高厘米数－80）×70%
女性理想体重（公斤）＝（身高厘米数－70）×60%
＊ BMI ＝ 体重（公斤）/身高^2（米^2）

分　类	指　数
体重过轻	BMI＜18.5
正常范围	18.5≤BMI＜24
过重	24≤BMI＜27
轻度肥胖	27≤BMI＜30
中度肥胖	30≤BMI＜35
重度肥胖	BMI≥35

设计出专属于你的健康饮食

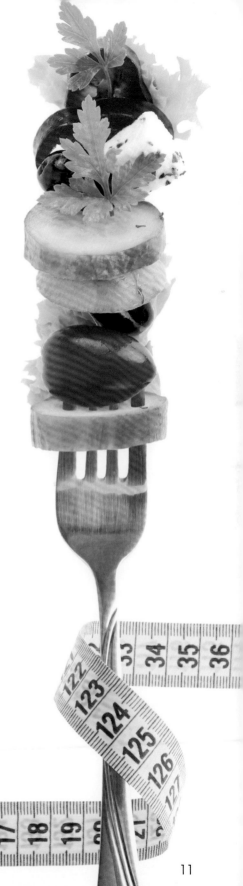

饮食代换是将食物按照类别来区分，同类的食物在一定的重量内，所含的蛋白质、脂肪、热量等是相近的，虽然说，这种代换方式不是非常的精确，但却可以让糖尿病患者更加快速简单地安排自己的饮食。

* 主食类1份（70卡）

    =干饭1/4碗

    =熟面条1/2碗

    =吐司1片

    =水饺皮3张

* 肉类1份（75卡）

    =瘦肉1两

    =鱼肉1两

    =鸡蛋1个

    =豆腐1块（正方形）

* 油脂1份5克（45卡）

    =植物油1茶匙

    =花生10粒

    =瓜子50粒

    =沙拉酱10克

* 水果1份140克（60卡）

    =苹果（小）

    =泰国番石榴1/3个（土番石榴1个）

    =橙子1个

    =葡萄13个

蔬菜类1份100克（25卡），热量极低，可多多食用。

注1：本表为简单的饮食代换。

注2：糖类负荷(GL)GI值X食物中碳水化合物的克数，藉由此数值可知道所吃进的碳水化合物含量，尽量选GL20以下的食物。

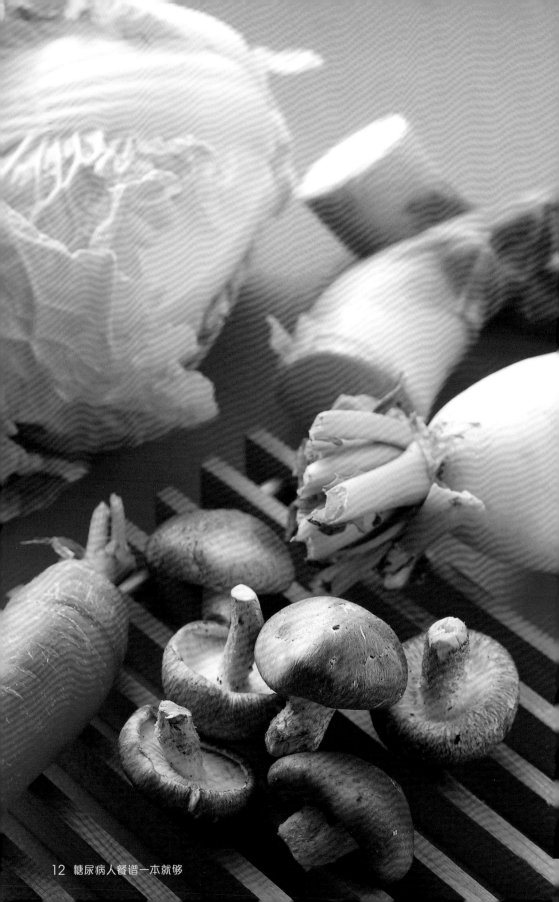

糖尿病人的一个月三餐搭配

日期	早餐	午餐	晚餐
01	苋菜银鱼糙米粥	主食 五菇烩芥菜 海带蛋卷	主食 牛蒡炒芦笋 三色椒烤肉 银耳番茄汤
02	水波蛋面包	主食 塔香蛤蛎 毛豆炒玉米	主食 红烧豆腐 凉拌寒天条 菠菜秀珍菇
03	黑麦蔬菜三明治	番茄蘑菇意大利面 鲜蔬沙拉	主食 牛蒡炒芦笋 莲藕排骨汤
04	鲜菇潜艇堡	主食 三色煎蛋 破布籽炒山苏	主食 五菇烩芥菜 凉拌鸡丝 美人鸡丁汤
05	全麦口袋饼	主食 苦瓜咸蛋 豆腐苍蝇头	主食 洋葱炒彩椒 开阳白菜 南瓜土豆浓汤
06	五谷米饭丸	烤土豆 凉拌彩椒佐酸奶	主食 烤秋刀鱼 凉拌秋葵 味噌汤
07	蛋沙拉鲜蔬贝果	木须拌面 番茄豆腐	南瓜米粉 菠菜秀珍菇 山药鸡汤
08	水波蛋面包	圆白菜煎饼 纤蔬炒菇	西班牙海鲜炖饭 凉拌彩椒佐酸奶 番茄蔬菜汤

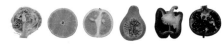

⏱ 天数	🍞 早餐	🍱 午餐	🍲 晚餐
09	全麦口袋饼	主食 炒三丝 银鱼烘蛋	主食 豆干炒青葱 菠菜秀珍菇 三色鸡丁
10	土豆煎饼	主食 笋片炒乌参 烤茄子	主食 开阳白菜 豆干炒雪菜 烤秋刀鱼
11	美式煎蛋早餐	主食 青椒炒小鱼干 凉拌珊瑚草	主食 红烧豆腐 五菇烩芥菜 玉米大头菜汤
12	黄金蛋饼蔬菜卷	三文鱼盖饭 味噌汤	主食 炒三丝 豆腐苍蝇头
13	蛋沙拉鲜蔬贝果	茶油面线 破布籽炒山苏	主食 番茄杏鲍菇 烤里脊肉片 香菇竹笋鸡汤
14	五谷米饭丸	主食 干煎鸡腿 凉拌苦瓜	主食 烤茄子 洋葱炒彩椒 姜丝鱼片汤
15	美式煎蛋早餐	蛋包饭 双花炒香菇	主食 凉拌秋葵 番茄杏鲍菇 香菇竹笋鸡汤
16	黑麦蔬菜三明治	主食 白斩鸡腿 凉拌秋葵	主食 红烧豆腐 双花炒香菇 番茄蔬菜汤

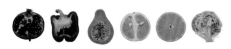

⏱ 天数	🍞 早餐	🍜 午餐	🍲 晚餐
Day 17	苋菜银鱼糙米粥	香椿炒面 美人鸡丁汤	香烤饭团 蒸柠檬鱼 双花炒香菇
Day 18	黄金蛋饼蔬菜卷	咖喱饭 香菇炒彩椒丁	主食 姜丝炒木耳 豌豆炒洋菇 番茄豆腐
Day 19	水波蛋面包	主食 海带芽沙拉 番茄杏鲍菇	主食 豆干炒青葱 香菇炒彩椒丁 山药鸡汤
Day 20	土豆煎饼	什锦炒饭 小鱼炒豆干	香蒜拌面 素炒豆包 五菇烩芥菜
Day 21	蛋沙拉鲜蔬贝果	主食 洋葱拌鲔鱼 番茄杏鲍菇	主食 凉拌彩椒佐酸奶 蒜香长豆 苦瓜炒肉片
Day 22	黄金蛋饼蔬菜卷	海苔饭卷 海带芽沙拉	日式荞麦凉面 玉米大头菜汤
Day 23	苋菜银鱼糙米粥	主食 炒三丝 盐烤三文鱼	主食 纤蔬炒菇 豆皮炒芹菜 番茄蔬菜汤
Day 24	土豆煎饼	主食 凉拌鸡丝 菠菜秀珍菇	主食 豆干炒青葱 酱烧藕片 山药鸡汤

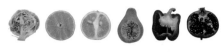

⏱ 天数	🍞 早餐	🍲 午餐	🍚 晚餐
25	鲜菇潜艇堡	主食 什蔬鸡肉卤锅 金针菇炒蛋	主食 毛豆炒玉米 番茄杏鲍菇 美人鸡丁汤
26	五谷米饭丸	主食 蟹肉蔬松 凉拌珊瑚草	主食 豆腐蒸蛋 凉拌苦瓜 三色椒烤肉
27	全麦口袋饼	主食 三色鸡丁 牛蒡炒芦笋	主食 烤里脊肉片 海带芽沙拉 南瓜土豆浓汤
28	蛋沙拉鲜蔬贝果	主食 香煎杏鲍菇 菠菜秀珍菇	主食 姜丝炒木耳 蒜香长豆 莲藕排骨汤
29	全麦口袋饼	紫苏绿茶泡饭 海带芽沙拉	养生拉面 凉拌珊瑚草 干煎赤棕鱼
30	黄金蛋饼蔬菜卷	主食 酱烧藕片 香菇炒彩椒丁	主食 豆干炒雪菜 凉拌寒天条 香菇竹笋鸡汤
31	鲜菇潜艇堡	炒河粉 咖喱味噌虾	主食 凉拌珊瑚草 苦瓜炒肉片 银耳番茄汤

注1：主食请以米饭、糙米饭、五谷饭、三色蒸饭、香菇人参饭以1/2碗随机搭配。
注2：一天请摄取两份水果(60卡x2)，其中一份以柑橘类最佳。
注3：点心以1～2份以内为佳，建议以无糖高纤饼干或以代糖为糖分来源(如：代糖豆花)。
注4：早餐可再搭配240毫升的低脂奶或无糖清豆浆。
注5：醣与糖的互换：一份主食15克的醣，可换成15克糖，要吃含糖15克的点心就要少吃1/4碗饭。
注6：美国糖尿病学会建议，糖尿病人的糖化血色蛋白(HbA1c)要控制在6.5%～7%以下。

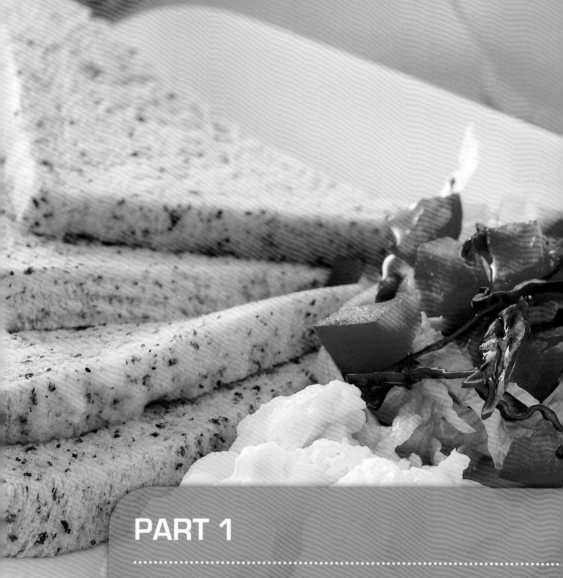

PART 1

元气早餐，
一天的活力来源！

　　一日之计在于晨！早餐是一天活力来源的开端。对糖尿病患者来说，早餐更为重要，千万不要不吃或是马马虎虎地随便吃点吐司就算了喔！无论是喜爱中式还是西式，都可以吃得很丰富精彩。

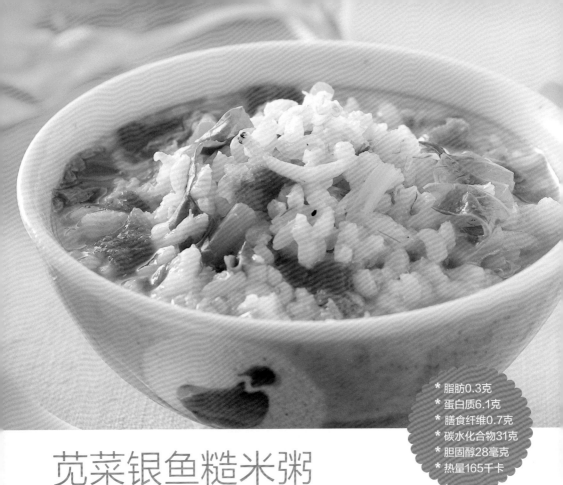

* 脂肪0.3克
* 蛋白质6.1克
* 膳食纤维0.7克
* 碳水化合物31克
* 胆固醇28毫克
* 热量165千卡

苋菜银鱼糙米粥

材料

苋菜	30克
银鱼	15克
胡萝卜	5克
糙米饭	1/2碗
水	100毫升

调料

盐	1/8小匙

做法

1. 苋菜洗净，切小段，放入沸水中烫熟；胡萝卜洗净去皮，用汤匙刮成末，放入沸水中烫熟，备用。
2. 取一锅，放入糙米饭、洗净的银鱼和水，加热至水分略收，类似干饭有点湿的程度。
3. 锅中拌入苋菜段和胡萝卜末即可。

健康知识　　糖尿病人不能吃过度糊化的食物，稀饭不建议熬煮太久，像小米粥就避免食用！苋菜的膳食纤维也算丰富，如果用红苋菜或红凤菜，营养素吸收会加倍。

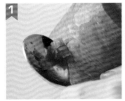
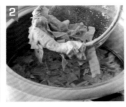
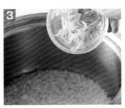
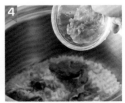

土豆煎饼

材料

土豆	1个
红甜椒	5克
鸡蛋	1个
全麦面粉	20克
水	100毫升
油	2小匙

调料

盐	1/2小匙

做法

1. 土豆洗净去皮，刨成薄丝；红甜椒洗净切丁，备用。
2. 将鸡蛋、全麦面粉、盐和水搅拌均匀成面糊，再加入所有材料拌匀。
3. 热一平底锅，加入油，倒入面糊材料，将两面煎熟至上色，即可取出盛盘。
4. 可撒适量胡椒粉、意式综合香料搭配食用。

> **健康知识**
>
> 许多人认为吃土豆容易发胖，其实是因为烹调方式多为油炸的关系。目前有研究发现，土豆含有PI-2萃取物，可以产生饱足感及减少热量摄取。

* 脂肪13克
* 蛋白质4克
* 膳食纤维2.73克
* 碳水化合物40克
* 胆固醇191毫克
* 热量360千卡

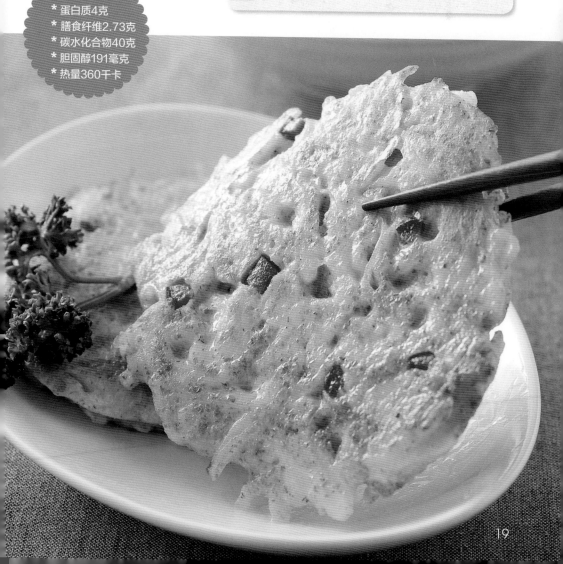

五谷米饭丸

材料
五谷饭　　1/2碗
萝卜干　　少许
海苔片　　2小段

调料
味淋　　　5毫升
海苔粉　　适量

做法
1. 将萝卜干放入锅中略为干煎，备用。
2. 将五谷饭拌入味淋和萝卜干，揉成椭圆形，围上海苔片。
3. 饭团上撒上海苔粉即可。

健康知识　　海苔或紫菜的纤维含量也较高，同时含有丰富维生素和铁、锌等，建议可以多吃，对于素食者或少吃肉类的人来说，可以补充铁质的摄取不足。

* 脂肪0.4克
* 蛋白质8克
* 膳食纤维2克
* 碳水化合物60克
* 胆固醇0毫克
* 热量280千卡

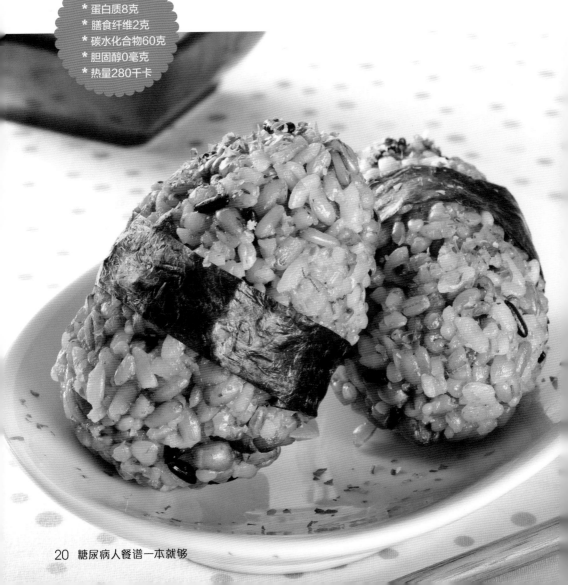

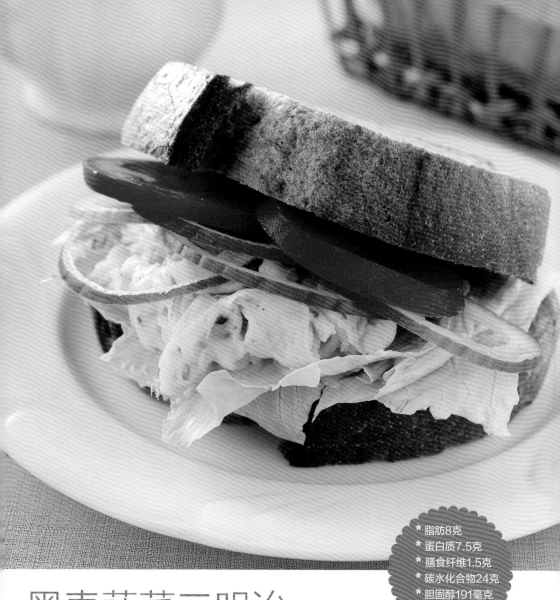

* 脂肪8克
* 蛋白质7.5克
* 膳食纤维1.5克
* 碳水化合物24克
* 胆固醇191毫克
* 热量217千卡

黑麦蔬菜三明治

材料

黑麦面包	2片
鸡蛋	1个
紫洋葱圈	10克
生菜	2片
番茄	2片
葡萄籽油	适量

调料

盐	1/5小匙
意式综合香料	适量

做法

1. 黑麦面包烤热；鸡蛋和调料搅拌均匀，备用。
2. 热一锅，加入少许油，倒入蛋液煎熟，备用。
3. 将一片面包抹上葡萄籽油，铺上蛋，再放上生菜、紫洋葱圈和番茄片，最后放上另一片面包即可。

健康知识　　只要是全谷类都含有比较多的纤维素，例如β-葡聚糖有助于心血管的保养并提高免疫力，但因含磷、钾较高，肾脏功能不佳者不建议吃太多。

鲜菇潜艇堡

材料

潜艇堡	1个
杏鲍菇	2朵
萝蔓叶	2叶
红甜椒丝	30克
紫洋葱圈	30克
绿豆苗	少许

抹酱

原味优格	20克
抹茶粉	5克

做法

1. 原味优格和抹茶粉混均匀成抹酱备用。
2. 杏鲍菇洗净切片，放入预热过的烤箱中烤熟，备用。
3. 将潜艇堡放入预热过的烤箱烤热，横切开取一片，涂上适量抹酱、铺上萝蔓叶，再放上杏鲍菇片、红甜椒丝、紫洋葱圈和绿豆苗，再抹上其余的抹酱，盖上另一片面包即可。

健康知识　市售三明治有大肠杆菌、生菌数过高的风险，另外抹酱通常是奶油或美乃滋，从健康养生观点上来说，自制抹酱自然就略胜一筹。

* 脂肪1.5克
* 蛋白质1.5克
* 膳食纤维1.8克
* 碳水化合物27.5克
* 胆固醇1毫克
* 热量130千卡

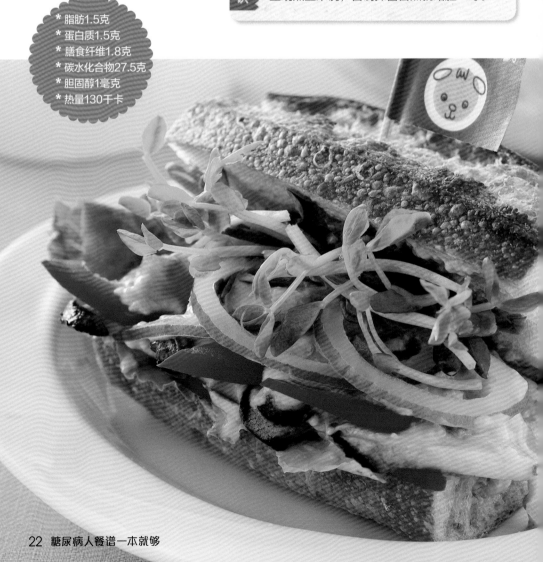

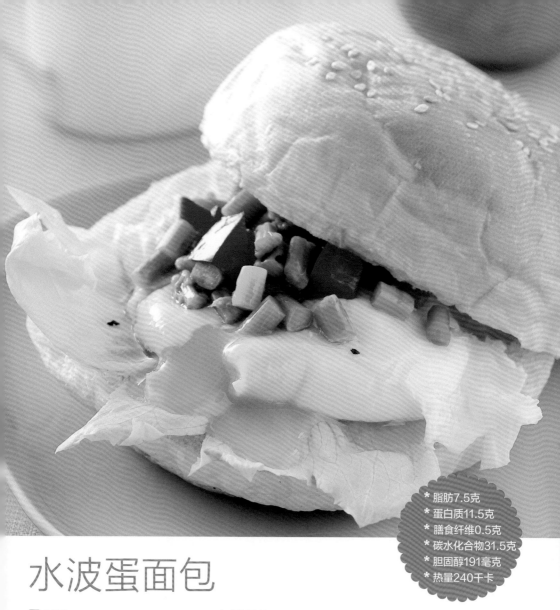

* 脂肪7.5克
* 蛋白质11.5克
* 膳食纤维0.5克
* 碳水化合物31.5克
* 胆固醇191毫克
* 热量240千卡

水波蛋面包

材料

鸡蛋	1个
汉堡	1个
细芦笋	5根
番茄丁	30克
生菜	1片

调料

橄榄油	1/2小匙
盐	1/5小匙
醋	1/2小匙
黑胡椒	少许

做法

1. 热一锅水至约90℃，加入少许醋，打入鸡蛋，用筷子在鸡蛋外围划圈，至蛋白熟蛋黄半熟时即可捞起，成水波蛋备用。

2. 细芦笋汆烫至熟，切段；所有调料拌匀备用。

3. 将生菜放入汉堡中，再加入芦笋段、水波蛋、番茄丁，最后淋上混合好的调料即可。

健康知识　水波蛋通常是搭配由蛋黄和奶油制成的荷兰酱，不适合糖尿病患者，因此改以橄榄油跟黑胡椒取代，让餐点更清爽无负担。

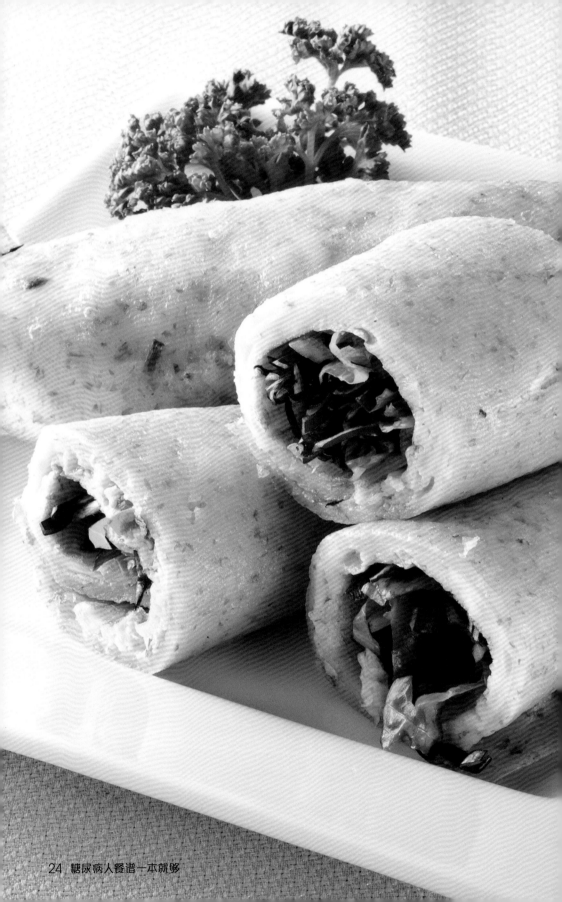

黄金蛋饼蔬菜卷

🍳 蛋饼皮

高筋面粉	6大匙
亚麻籽粉	1大匙
淀粉	1/2大匙
水	80毫升
盐	1/8小匙

🍲 材料

鸡蛋	2个
葱花	20克
生菜丝	30克
紫甘蓝丝	30克
油	1/2小匙

🧂 调料

盐	1/5小匙

📖 做法

1. 高筋面粉、亚麻籽粉、淀粉、水和1/8小匙盐搅拌均匀成面糊，备用。
2. 将鸡蛋、葱花和1/5小匙盐搅拌均匀成蛋液，备用。
3. 热一平底锅，加入油，放入一半面糊，煎成蛋饼皮，再倒入蛋液，至凝固状，放入生菜丝、紫甘蓝丝，卷起切段即可。

健康知识 亚麻籽含有ω−3不饱和脂肪酸、木酚素等，对抗癌、降低血液中的三酸甘油脂、胆固醇等十分有益，也可添加于面包或早餐饮品当中。

* 脂肪17.5克
* 蛋白质18.8克
* 膳食纤维2.9克
* 碳水化合物34克
* 胆固醇382毫克
* 热量367千卡

全麦口袋饼

🍚 材料

全麦口袋饼	1个
苹果切薄片	1/2个
菊苣	2片
紫甘蓝丝	少许

🥘 内馅

茄子	20克
青椒	15克
番茄细丁	15克
蒜末	5克
巴西里末	少许
黑胡椒	少许
盐	1/3小匙

🍳 做法

① 将茄子、青椒放入预热过的烤箱中烤熟，取出切细末，和番茄细丁、蒜末、巴西里末、黑胡椒和盐拌匀，即为内馅。

② 将口袋饼切开一个开口，放入预热过的烤箱中烤热。

③ 口袋饼中铺上菊苣、苹果薄片、紫甘蓝丝，铺入内馅即可。

> **健康知识**　口袋饼搭配的食材可以很多样化，在中东传统抹酱是以鹰嘴豆打成酱，也是很好的蛋白质来源，也可以蔬菜泥来取代，增加纤维摄取并减少脂肪。

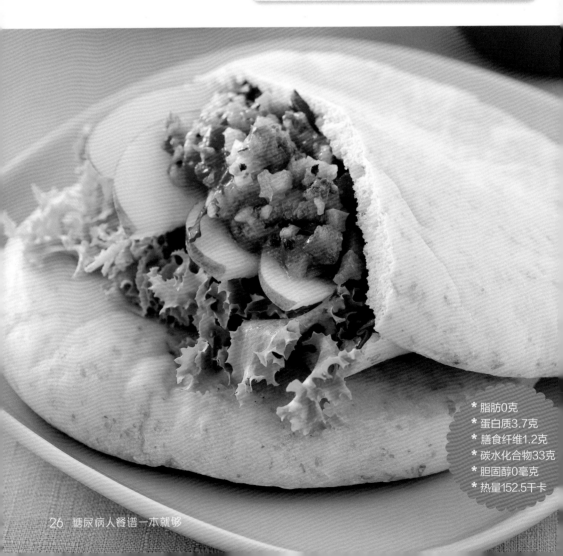

* 脂肪0克
* 蛋白质3.7克
* 膳食纤维1.2克
* 碳水化合物33克
* 胆固醇0毫克
* 热量152.5千卡

煎蛋美式早餐

材料

A

鸡蛋	1个
鲜奶	10毫升
油	1小匙
全麦吐司片	2片

B

番茄丁	20克
生菜丝	20克
紫甘蓝丝	30克

调料

盐	1/5小匙
油醋酱	各5毫升

做法

1. 鸡蛋、鲜奶和盐搅拌均匀成蛋液备用。
2. 将材料B和油醋酱混合均匀，放入盘中。
3. 热一平底锅，放入油，倒入蛋液，略为推压至熟，放入盘中。
4. 全麦吐司对切，放入锅中，利用余温加热，放入盘中即可。

健康知识 早餐是一天的重点，建议一大早吃个五颜六色的蔬果沙拉，搭配一个蛋、谷类饮品，如薏仁、燕麦、杏仁，就可以让身体展开活力充满精力的一天。

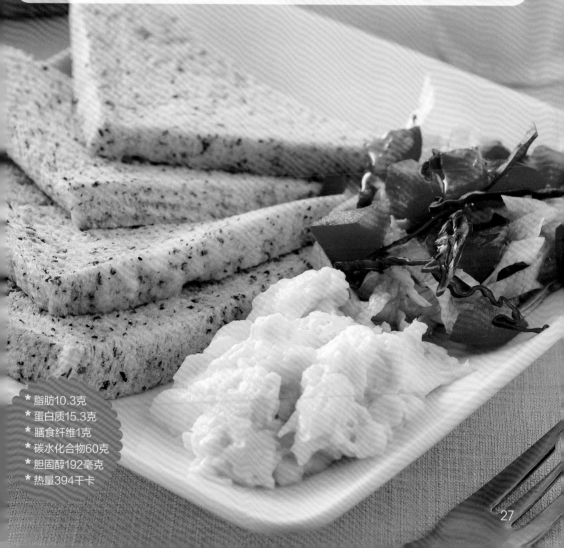

* 脂肪10.3克
* 蛋白质15.3克
* 膳食纤维1克
* 碳水化合物60克
* 胆固醇192毫克
* 热量394千卡

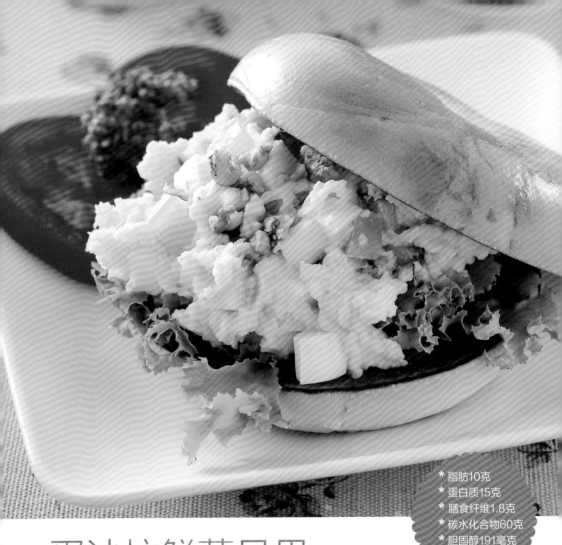

* 脂肪10克
* 蛋白质15克
* 膳食纤维1.8克
* 碳水化合物60克
* 胆固醇191毫克
* 热量400千卡

蛋沙拉鲜蔬贝果

材料

贝果	1个
菊苣	3片
洋葱丝	10克
番茄片	2片
蛋沙拉土豆	1个
红甜椒丁	1/2个
熟核桃碎	2个
水煮蛋	1个
小黄瓜丁	1条

调料

美乃滋	10克

做法

1. 将水煮蛋的蛋白和蛋黄分开，蛋白切丁，蛋黄压成泥，备用。
2. 土豆洗净去皮，切大块，放入电饭锅中蒸熟压成泥，和蛋黄泥混合均匀，再加入蛋白丁、小黄瓜丁、红甜椒丁、美乃滋和熟核桃碎拌均匀即为蛋沙拉。
3. 贝果横切开，夹入菊苣、洋葱丝和番茄片，抹上蛋沙拉即可。

健康知识

核桃含有亚麻油酸、次亚麻油酸、氨基酸等人体必须摄取的营养素，它的纤维含量也高，要记得以油脂来替换，才可以多健康少脂肪。

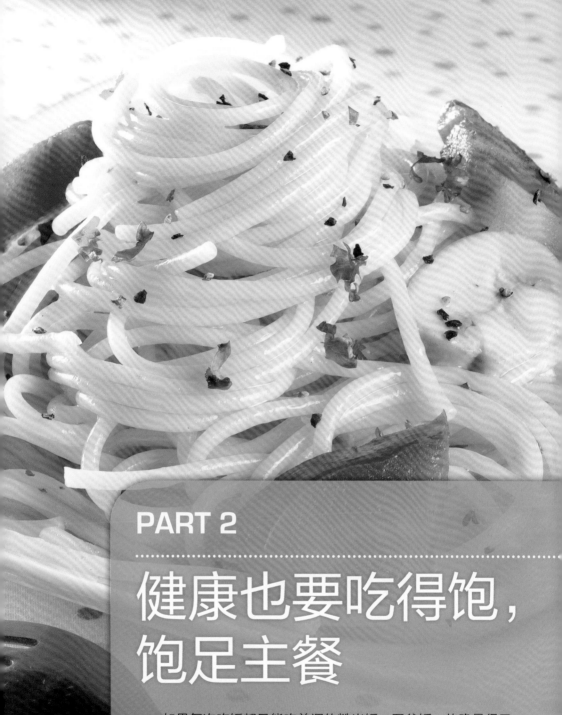

PART 2

健康也要吃得饱，饱足主餐

如果每次吃饭都只能吃单调的糙米饭、五谷饭，的确是很无趣，不如动用巧思，做点变化，也可以在主餐里加入多样食材，再加一份蔬菜就能吃得很饱！

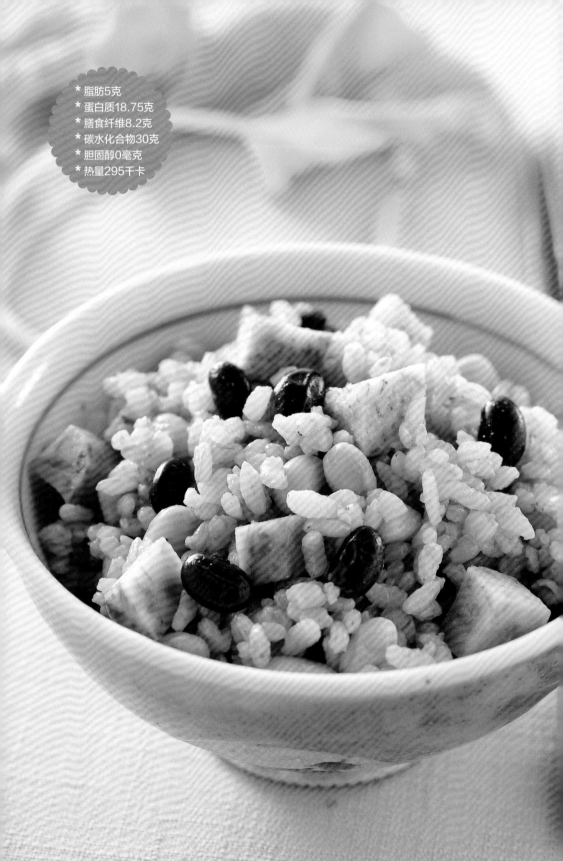

* 脂肪5克
* 蛋白质18.75克
* 膳食纤维8.2克
* 碳水化合物30克
* 胆固醇0毫克
* 热量295千卡

三色蒸饭

材料
芋头丁	30克
黄豆	1/8杯
糙米	1/4杯
黑豆	1/8杯
大米	1/4杯
水	350~400毫升

做法
① 黄豆、糙米、黑豆洗净后泡水3~4小时，与洗净的大米和水一起放入电饭锅中蒸煮。

② 芋头洗净去皮，放入电饭锅蒸熟，取出切丁。

③ 将饭和芋头丁拌匀即可。

> **健康知识**
>
> 大米、豆类和根茎类一起搭配主要可以增加纤维质的摄取，更延缓胃的排空与血糖的上升速度，也能增添口感。

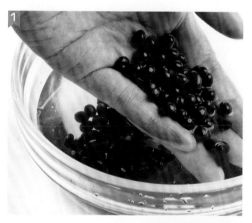

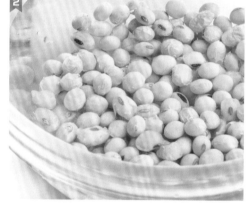

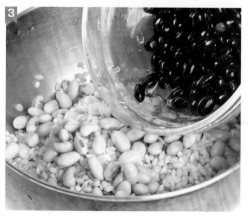

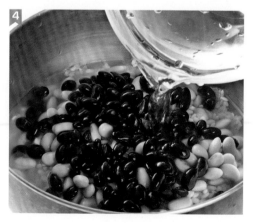

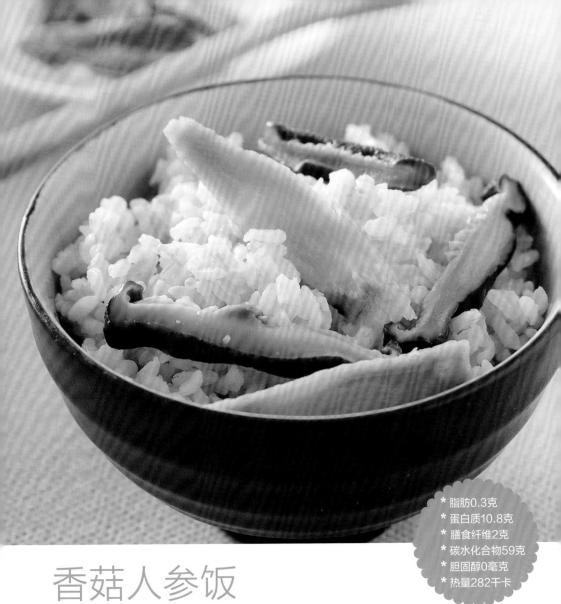

* 脂肪0.3克
* 蛋白质10.8克
* 膳食纤维2克
* 碳水化合物59克
* 胆固醇0毫克
* 热量282千卡

香菇人参饭

材料

人参片	6片
干香菇	5朵
糙米	1/2杯
大米	1/2杯
水	350～400毫升

做法

❶ 人参片洗净；干香菇洗净，泡软后切丝，香菇水留着，备用。

❷ 糙米洗净，浸泡2小时，与洗净的大米、人参片、香菇丝、水和香菇水（水与香菇水共2杯）一起蒸熟即可。

健康知识　人参有舒压和增强免疫力的作用；香菇除了纤维素之外，它的维生素D可帮助降低胰岛素的阻抗，对糖尿病患者来说是一道养生的主食。

什锦炒饭

材料

米饭	200克
洋葱	20克
猪瘦肉馅	30克
干香菇	2朵
青江菜	30克
油	2小匙

调料

盐	1/3小匙
酱油	1小匙

做法

① 干香菇洗净泡发，切末；青江菜洗净，切末；洋葱切末，备用。

② 热锅，加入油，将猪瘦肉馅和香菇末、洋葱末一起炒熟，再放入米饭拌炒。

③ 加入青江菜末与盐拌炒均匀，起锅前加酱油炒匀即可。

健康知识 　　炒饭可使用的食材很多，只要是你喜欢的青菜都可以利用，不但增加饱足感也增加纤维素的摄取；酱油和盐尽可能的互补即可，不要添加太多。

* 脂肪13.1克
* 蛋白质15克
* 膳食纤维1.3克
* 碳水化合物65克
* 胆固醇18.75毫克
* 热量440千卡

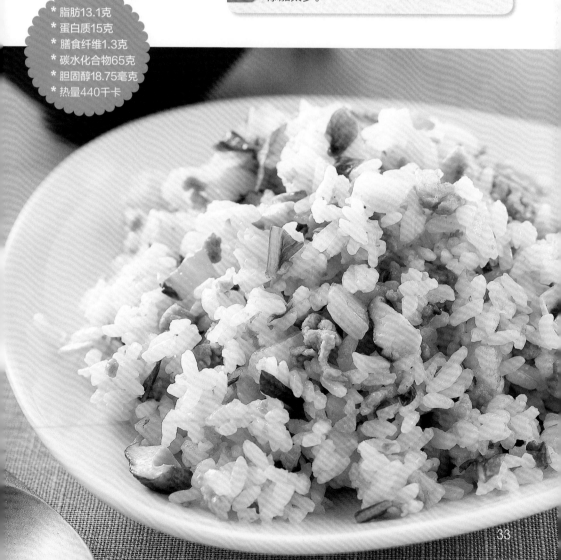

蛋包饭

材料

糙米饭	1碗
洋葱末	30克
肉丝	20克
鸡蛋	1个
鲜奶	1/2大匙

调料

番茄酱	1小匙
盐	1/5小匙

做法

1. 热锅，放入肉丝和洋葱末炒熟，加入糙米饭、番茄酱和盐拌炒均匀，盛出备用。
2. 鸡蛋打匀成蛋液，倒入平底锅中煎成蛋皮，放入上述备用材料包好即可。
3. 可放圣女果和汆烫过的毛豆（材料外）搭配食用。

> **健康知识**　加了糙米的蛋包饭也许会觉得硬硬粗粗的，但细细咀嚼时会发现口感特殊，糙米因为比大米多了米糠层、胚芽等部位，也多了维生素B_1、维生素B_2。

* 脂肪6.7克
* 蛋白质19.5克
* 膳食纤维0.8克
* 碳水化合物61.5克
* 胆固醇20毫克
* 热量340千卡

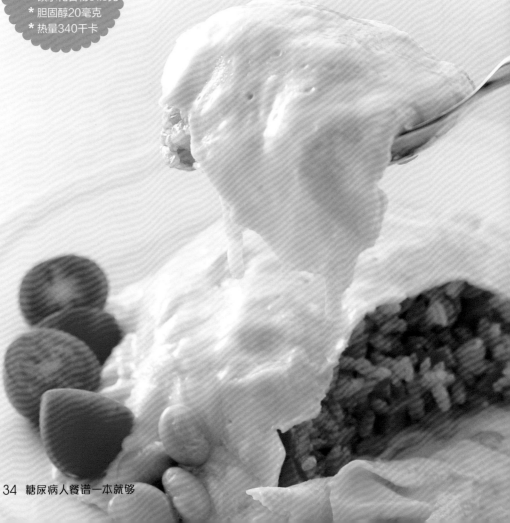

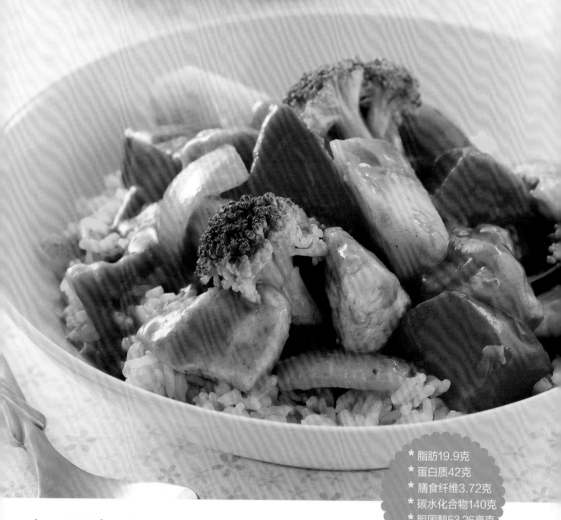

* 脂肪19.9克
* 蛋白质42克
* 膳食纤维3.72克
* 碳水化合物140克
* 胆固醇53.26毫克
* 热量880千卡

咖喱饭

材料

洋葱丁	50克
胡萝卜	50克
西蓝花	30克
土豆	100克
鸡胸肉块	100克
油	2小匙
咖喱块	2小块
大米	150克
水	适量

调料

姜黄粉	1小匙

做法

1. 大米洗净，放入部分水和姜黄粉，放入电饭锅中煮熟。
2. 胡萝卜、西蓝花、土豆洗净去皮，切滚刀块，备用。
3. 热锅加入油，放入洋葱丁炒至焦黄，再加入胡萝卜块、鸡胸肉块炒至八分熟。
4. 锅中放入胡萝卜、西蓝花、土豆、咖喱块和剩余的水煮至浓稠且食材熟透即为咖喱酱，淋在姜黄饭上即可。可加入汆烫过的西蓝花（材料外）搭配食用。

健康知识　咖喱里面的色素来源就是天然的姜黄素，具有抗发炎效果，更有研究显示可使癌细胞凋亡，也发现在胃部黏膜有助于延缓胃溃疡症状的作用。

鲑鱼盖饭

材料
鲑鱼片	80克
鸡蛋	1个
圆白菜	40克
水	100毫升
姜片	3片
蒜末	16克
金针菇	20克
米饭	1碗
熟白芝麻	适量

调料
酱油	1/2大匙
红糖	1小匙

做法
1. 圆白菜洗净切丝；金针菇洗净切段；鸡蛋打匀成蛋液；所有调料加2大匙水煮沸，调匀成淡照烧酱，备用。
2. 热锅，放入圆白菜和余下的水，煮滚至圆白菜略熟放入金针菇，汤汁未收干前打入蛋液，至半熟即盛起，放在米饭上。
3. 锅中放入鲑鱼片，煎至双面上色熟透放于做法2上，淋上淡照烧酱、撒上熟白芝麻即可。

健康知识

各种菇类都含有多糖体，有助于提高免疫力和抗癌，但因为其属于高钾蔬菜，所以洗肾及肾功能欠佳者不宜多吃或先汆烫过再吃。

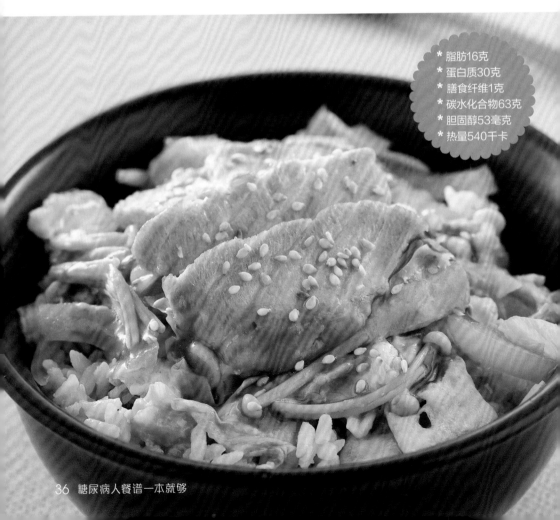

* 脂肪16克
* 蛋白质30克
* 膳食纤维1克
* 碳水化合物63克
* 胆固醇53毫克
* 热量540千卡

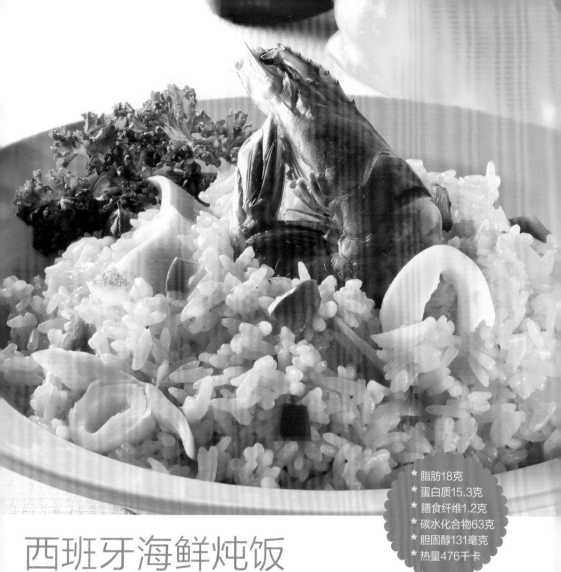

* 脂肪18克
* 蛋白质15.3克
* 膳食纤维1.2克
* 碳水化合物63克
* 胆固醇131毫克
* 热量476千卡

西班牙海鲜炖饭

材料

姜黄粉	1/2小匙
长粒米	1杯
草虾	4尾
鱿鱼圈	40克
红甜椒末	20克
黄甜椒末	20克
水	600毫升
洋葱末	20克
蒜末	10克

调料

橄榄油	1大匙
盐	1/2小匙

做法

1. 草虾和鱿鱼圈放入沸水中氽烫至熟，捞起沥干水分，备用。

2. 热锅，加入橄榄油，放入洋葱末和蒜末炒香，再放入长粒米拌炒，再加入水和姜黄粉炒匀，盖上锅盖焖至水分收干米粒熟透。

3. 锅中放入草虾、墨鱼圈和红、黄甜椒末炒匀，加入盐调味即可。

健康知识　传统西班牙海鲜饭会加上藏红花，据说很珍贵并且对心血管疾病、失眠、胀气、胃病有改善效果，原理就是能活血化瘀，但孕妇与哺乳妇不建议食用。

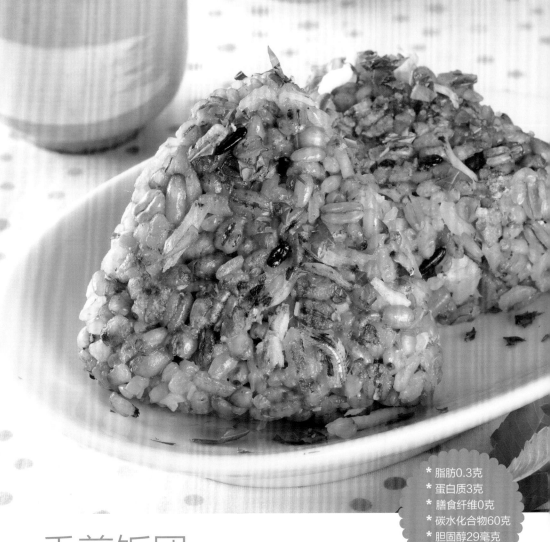

香煎饭团

材料

五谷饭	1碗
银鱼	30克
香椿末	2小匙
热水	30毫升

调料

味噌	1/2小匙

* 脂肪0.3克
* 蛋白质3克
* 膳食纤维0克
* 碳水化合物60克
* 胆固醇29毫克
* 热量290千卡

做法

① 银鱼洗净沥干水分，和五谷饭混合均匀，备用。

② 将味噌和热水调匀，即成蘸酱。

③ 将材料捏成两个三角形饭团，双面涂上蘸酱。

④ 热平底锅，放入饭团，以小火煎至两面微焦黄，食用前撒上香椿末即可。

健康知识

香椿的活性成分萃取后，服用高剂量可以抗癌，相关研究发现也有降血脂、降血糖的作用，制做这道菜的时候建议可以多加些香椿在饭里。

海苔饭卷

材料

五谷饭	100克
豆芽	30克
小黄瓜丝	20克
熟香菇丝	10克
蛋丝	50克
海苔	1大片

做法

1. 海苔铺于寿司竹帘上，再均匀铺上五谷饭。
2. 放入豆芽、小黄瓜丝、香菇丝和蛋丝，卷起竹帘呈圆柱形。
3. 寿司切段，即可食用。

健康知识

五谷饭含有：燕麦、荞麦、薏仁、芡实、糯米、黄豆等，养分多、纤维丰富，有助减重、降血压、延缓血糖，但容易胃胀气者应从少量开始添加，肾脏病患可适量食用。

* 脂肪7.5克
* 蛋白质12.6克
* 膳食纤维8.3克
* 碳水化合物41.9克
* 胆固醇191毫克
* 热量294.8千卡

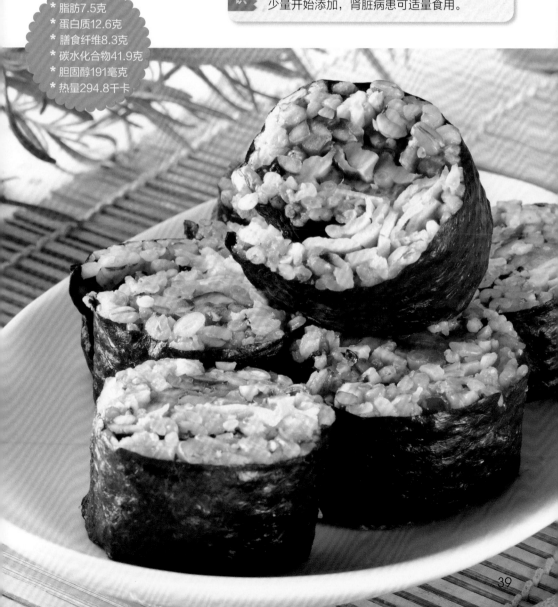

紫苏绿茶泡饭

🍚 材料

鸡腿片	40克
米饭	1碗
葱花	少许
熟白芝麻	1/2小匙
热水	300毫升~500毫升

🧂 调料

海苔粉	1小匙
紫苏粉	1小匙
有机绿茶粉	1/2小匙
盐	1/2小匙

📋 做法

1. 热锅，放入鸡腿片干煎至熟，备用。
2. 取碗，放入盐和热水调匀，放入米饭。
3. 米饭上撒上海苔粉、紫苏粉、有机绿茶粉，再放上鸡腿片，撒上熟白芝麻和葱花即可。

健康知识　　紫苏与绿茶都是非常好的抗氧化饮品，能促进消化液分泌，增强胃肠蠕动，更可为其他食材保鲜、抗菌。也可将鸡腿肉换成草虾或豆腐会更清爽。

* 脂肪2.8克
* 蛋白质15克
* 膳食纤维1克
* 碳水化合物60克
* 胆固醇72毫克
* 热量325千卡

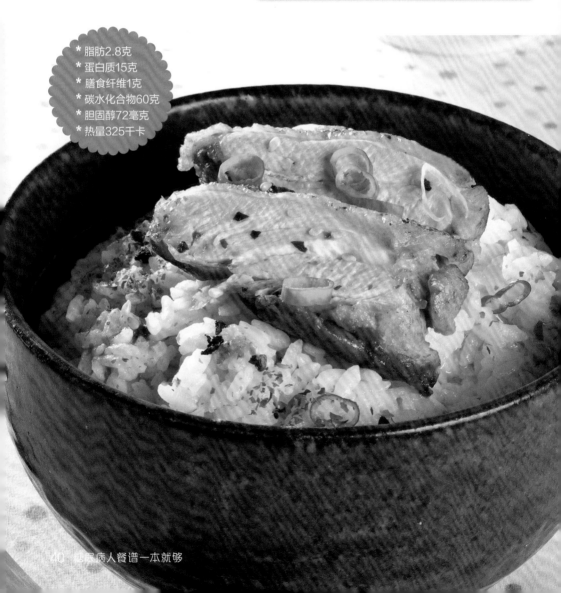

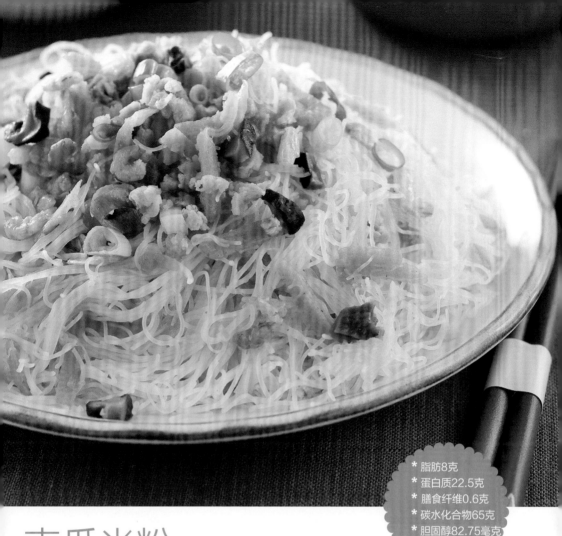

南瓜米粉

* 脂肪8克
* 蛋白质22.5克
* 膳食纤维0.6克
* 碳水化合物65克
* 胆固醇82.75毫克
* 热量423千卡

材料

米粉	80克
南瓜	30克
虾米	10克
香菇丁	1朵
葱花	20克
瘦肉馅	30克
水	200毫升
油	1小匙

调料

酱油	1大匙

做法

1. 米粉用滚水略浸泡，备用。
2. 虾米洗净泡水至软，沥干水分备用，泡虾米水留着备用。
3. 南瓜洗净刨丝，备用。
4. 热锅，加入油后放入葱花、虾米、瘦肉馅和南瓜丝炒熟，放入虾米水煮至滚，再放入酱油、泡好的米粉，拌炒至收干即可。

健康知识 南瓜含丰富的胡萝卜素、氨基酸、铬，有利于糖尿病人加强葡萄糖代谢，多吃种子可以预防男性前列腺肿大，丰富的营养成分适合全家人享用。

41

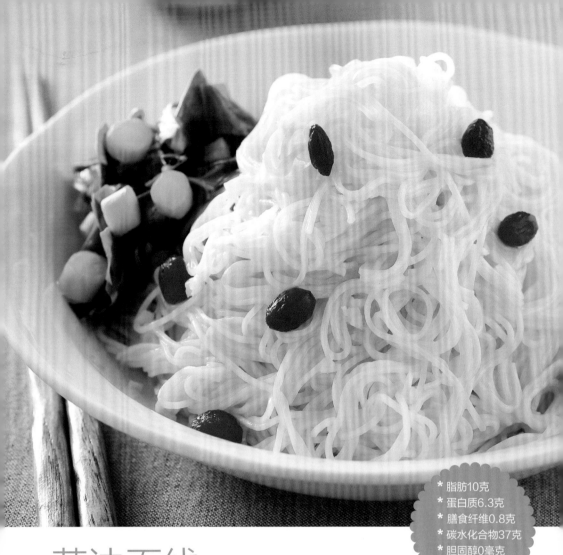

* 脂肪10克
* 蛋白质6.3克
* 膳食纤维0.8克
* 碳水化合物37克
* 胆固醇0毫克
* 热量263千卡

茶油面线

材料

苦茶油	2小匙
手工面线	60克
芥蓝	40克
枸杞	5克
姜末	5克

做法

❶ 枸杞充分洗净，放入开水中略浸泡，不要太久，取出放入沸水中略烫，沥干水分；芥蓝洗净切段，放入沸水中烫熟，备用。

❷ 将面线放入沸水中约3～5分钟至熟，捞出与苦茶油、枸杞拌匀，最后放上芥蓝段和姜末即可。

健康知识　苦茶油的来源分为大果种油茶及小果种油茶，前者的营养价值（不饱和脂肪酸与维生素E）大于后者；油的选择十分重要，市面上的调和油为普通植物油加入一点葡萄籽油，便称为多酚健康油，还是需要慎选。

炒河粉

材料

河粉	170克
干香菇	4朵
胡萝卜	1/2根
豆芽	30克
韭菜段	30克
油	1小匙
蒜末	10克

调料

盐	1/2小匙

做法

1. 干香菇洗净，泡水至软切丝，泡香菇水留着；胡萝卜洗净去皮切丝；河粉切段用沸水略氽烫沥干，备用。

2. 热锅，加入油，放入蒜末、胡萝卜丝、香菇丝炒熟，并加入香菇水与豆芽炒熟。

3. 锅中放入河粉、韭菜段拌匀，最后放入盐调味即可。

健康知识

韭菜热量低、纤维丰富，在中医有通气血作用，可补肾益胃，对于经常便秘者可多摄食，消化比较差的人建议不要一次食用太多，以免发生胀气或肠胃不适。

* 脂肪5克
* 蛋白质2克
* 膳食纤维2.5克
* 碳水化合物82克
* 胆固醇0毫克
* 热量380千卡

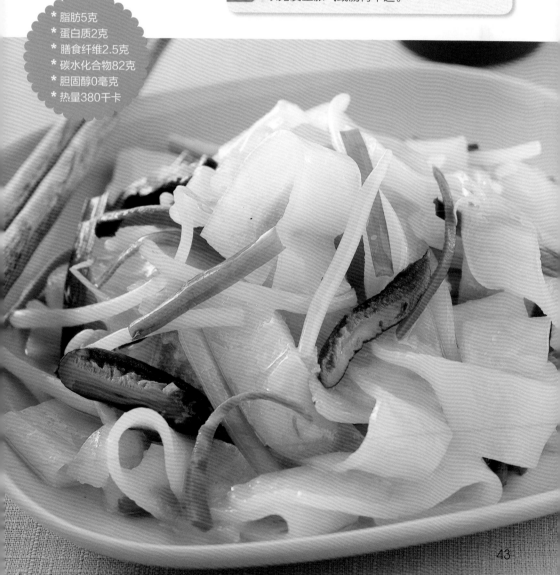

香椿炒面

材料

阳春面	60克
干香菇	5朵
红甜椒丁	40克
黄甜椒丁	40克
松子	1大匙
香椿末	10克
油	1/2小匙

调料

盐	1/3小匙
酱油	1小匙

* 脂肪7.5克
* 蛋白质5克
* 膳食纤维1.7克
* 碳水化合物35克
* 胆固醇0毫克
* 热量228千卡

做法

1. 将阳春面放入沸水中烫约3～5分钟至熟，取出放入碗中备用。
2. 干香菇洗净泡发，切小丁，泡香菇水可留着备用。
3. 热锅，加入油，放入香菇末炒至八分熟，依序放入红甜椒丁、黄甜椒丁、松子、香椿末炒熟。
4. 将材料、盐和适量香菇水放入碗中，和面一起拌匀即可。

健康知识 甜椒含辣椒素、松烯，有助溶解凝血跟抗癌之外，其丰富的β-胡萝卜素、维生素也有助于糖尿病预防小血管并发症，帮助眼睛、血管壁的保养。

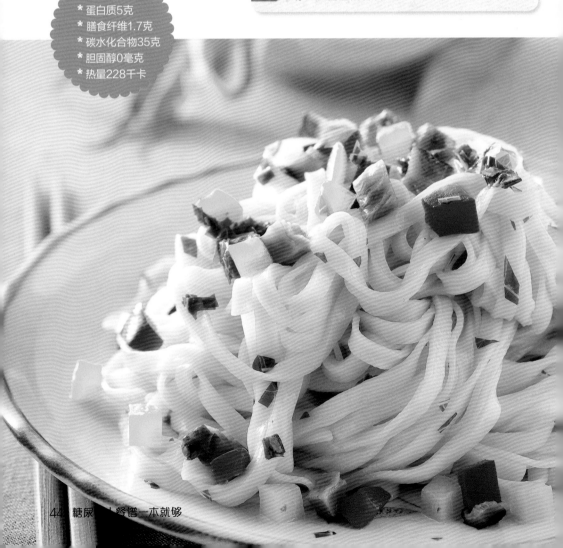

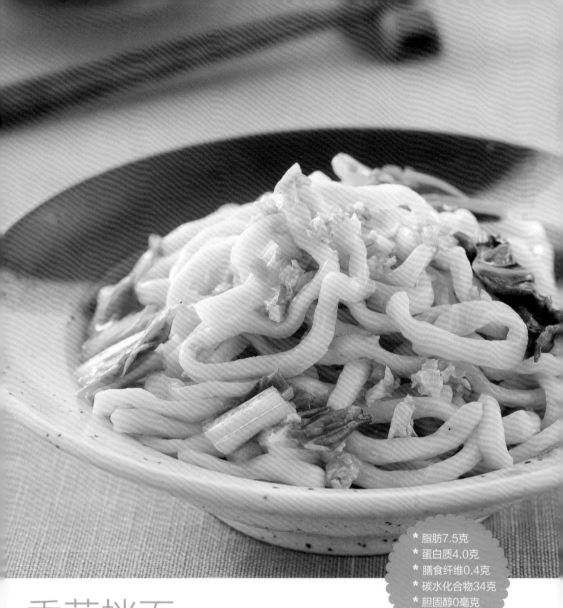

* 脂肪7.5克
* 蛋白质4.0克
* 膳食纤维0.4克
* 碳水化合物34克
* 胆固醇0毫克
* 热量220千卡

香蒜拌面

材料

粗拉面	60克
蒜末	15克
油菜	30克
葡萄籽油	1小匙

调料

| 酱油 | 1小匙 |

做法

① 油菜洗净切段，放入沸水中略为氽烫，捞出备用。

② 将粗拉面放入沸水中烫约5分钟至熟，捞起立即与蒜末、葡萄籽油、酱油拌匀。

③ 将油菜放在面上即可。

健康知识　　葡萄籽油有助活化细胞、抗氧化作用，所以使用很广泛，除食用之外，美容护肤的产品也会添加。纯葡萄籽油不建议用于热炒，以凉拌为佳。

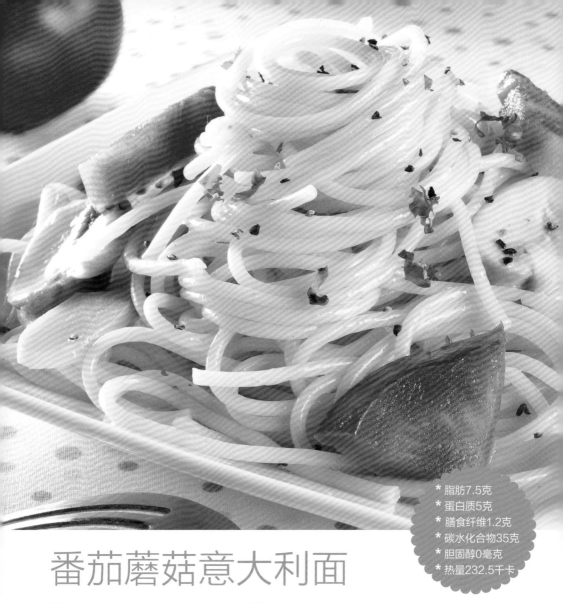

* 脂肪7.5克
* 蛋白质5克
* 膳食纤维1.2克
* 碳水化合物35克
* 胆固醇0毫克
* 热量232.5千卡

番茄蘑菇意大利面

材料

长意大利面条	120克
蘑菇	50克
番茄	50克
蒜片	15克
意大利香料	1小匙
红辣椒片	10克
橄榄油	1小匙

调料

盐	1小匙

做法

1. 蘑菇洗净，切片，放入滚水中略为氽烫；番茄洗净，切片，备用。
2. 热锅，加入橄榄油，放入蒜片、辣椒片略为爆香，再加入熟意大利面，若太干可在锅边洒少量的水。
3. 锅中放入蘑菇片、番茄片和盐翻炒均匀即可。

健康知识　番茄除了含维生素C、β-胡萝卜素之外，最常听到的，就是抗氧化的茄红素，可协助改善摄护腺肥大等相关症状。

木须拌面

材料

细阳春面	60克
黑木耳丝	5朵
猪瘦肉丝	30克
油菜段	50克
葱花	2支
红辣椒圈	5克
油	1小匙
水	80毫升

调料

酱油	2小匙

做法

① 将面条放入沸水中烫约5分钟至熟，捞出备用。

② 热锅，加入油，放入葱花、黑木耳丝、猪瘦肉丝炒熟，加入水、酱油及油菜段。

③ 待锅中的水滚后转小火，放入面条拌匀，放入红辣椒圈即可。

健康知识　如果打算将拌面或炒饭当作一餐，可以再多增加100克的蔬菜或烫青菜。若不额外添加油脂，热量大约只会增加25卡左右。

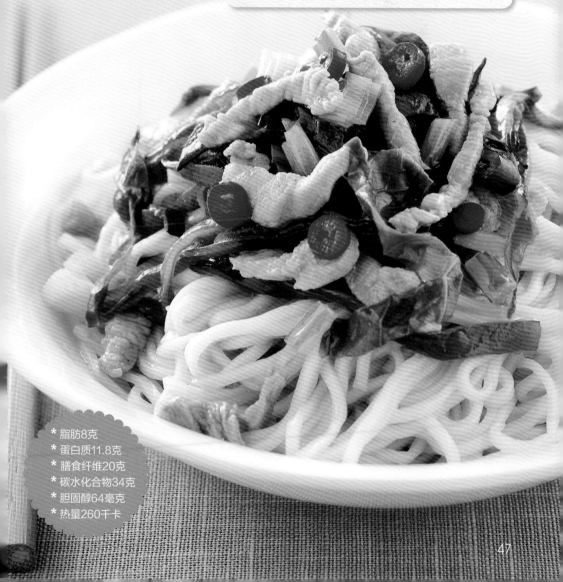

* 脂肪8克
* 蛋白质11.8克
* 膳食纤维20克
* 碳水化合物34克
* 胆固醇64毫克
* 热量260千卡

养生拉面

材料

宽拉面	60克
海苔片	4片
里脊肉片	30克
笋片	50克
日本水菜	20克

调料

盐	1/2小匙

高汤

胡萝卜块	1/2条
白萝卜块	1/2条
玉米	1条
黄豆芽	30克
水	1000毫升

做法

1. 将水放入锅中煮滚，放入其余高汤材料，熬煮成高汤。
2. 将里脊肉片、笋片、水菜放入滚水中烫熟，备用。
3. 再将宽拉面放入滚水中，烫约5～8分钟至熟，捞出备用。
4. 取碗，放入高汤和盐，搅拌均匀，再放入宽拉面、做法2所有材料和海苔片即可。

健康知识

自制的蔬果高汤比市售的高汤更天然健康，如果想要增加纤维的摄取也可将当高汤的萝卜一起食用，完全不添加味精也很甘甜，符合调味品简化。

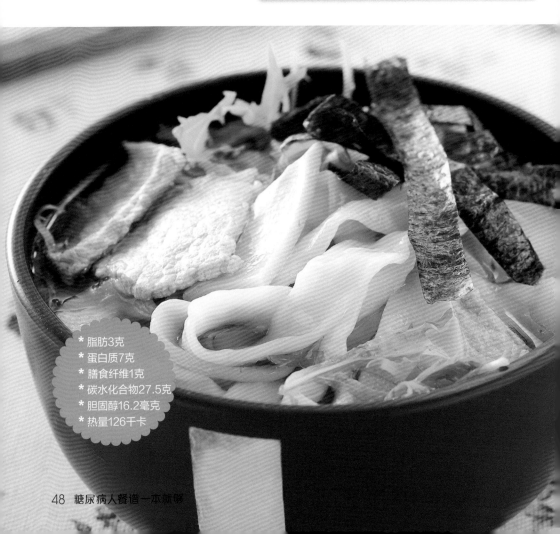

* 脂肪3克
* 蛋白质7克
* 膳食纤维1克
* 碳水化合物27.5克
* 胆固醇16.2毫克
* 热量126千卡

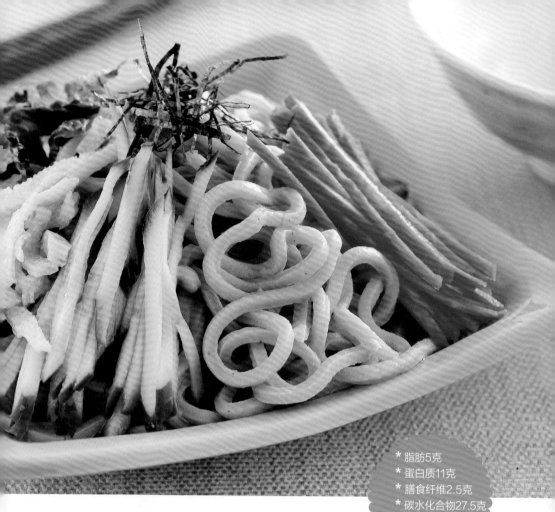

* 脂肪5克
* 蛋白质11克
* 膳食纤维2.5克
* 碳水化合物27.5克
* 胆固醇191毫克
* 热量205千卡

日式荞麦凉面

材料

荞麦拉面	60克
小黄瓜	2根
胡萝卜	1/2根
红菊苣	30克
鸡蛋	1个
海苔丝	5克

和风酱

酱油	1大匙
柠檬汁	1大匙
热开水	5大匙
冰糖	1/2小匙

做法

1. 将荞麦拉面放入滚水中烫约5分钟至熟，捞出泡冰水1分钟，沥干水分备用。

2. 小黄瓜、胡萝卜、红菊苣切丝，备用。

3. 将鸡蛋打匀成蛋液，放入平底锅中煎成蛋皮，放凉切丝。

4. 将拉面放入盘中，再放上小黄瓜、胡萝卜、红菊苣、蛋皮和海苔丝。

5. 将和风酱材料拌匀，淋于拉面上即可。

健康知识　　这道日式荞麦凉面是营养师推荐的好菜，连酱汁都是独家秘方调制而成。荞麦的生物类黄酮对末梢血管有保护作用，可预防动脉硬化等心血管疾病。

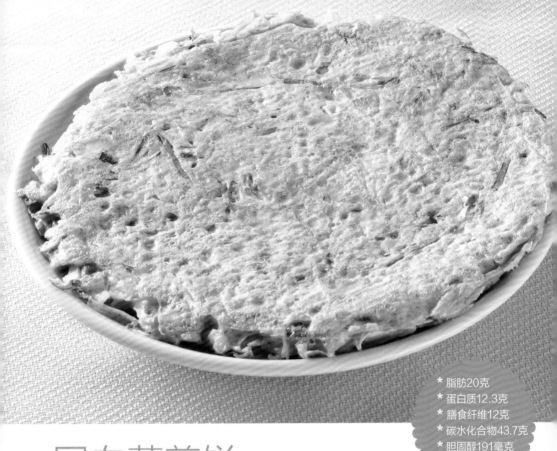

* 脂肪20克
* 蛋白质12.3克
* 膳食纤维12克
* 碳水化合物43.7克
* 胆固醇191毫克
* 热量404千卡

圆白菜煎饼

材料

低筋面粉	5大匙
全麦面粉	2大匙
水	100毫升
鸡蛋	1个
圆白菜丝	60克
牛蒡细丝	20克
胡萝卜丝	20克
山药丝	30克
葱末	适量
油	1大匙

调料

盐	1/2小匙

做法

1. 将鸡蛋、低筋面粉、高筋面粉和水全部搅拌均匀。

2. 入圆白菜丝、牛蒡丝、胡萝卜丝、山药丝、葱末和盐，搅拌均匀成面糊。

3. 热锅，加入油，倒入面糊煎至金黄，翻面煎熟至上色即可。

健康知识　　在菜品中添加复合多样的高纤根茎类或蔬菜可以让膳食纤维提升。煎饼时可以将油脂慢慢由周围添加，能够减少油脂的使用，更加健康！

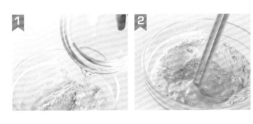
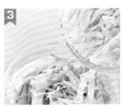
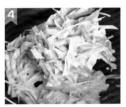

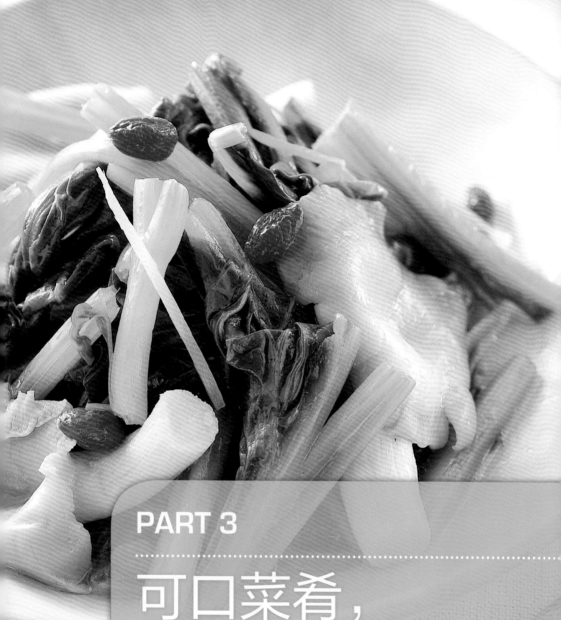

PART 3

可口菜肴，
营养食材多摄取

　　糖尿病患者适合吃的菜肴，除了要注意食材的选择和份量的控制，也要达到"少油、少脂、低盐"的要求，烹调方式也尽量以余烫、炖煮、蒸拌等为主，少用煎、炸、勾芡等油多的方法。

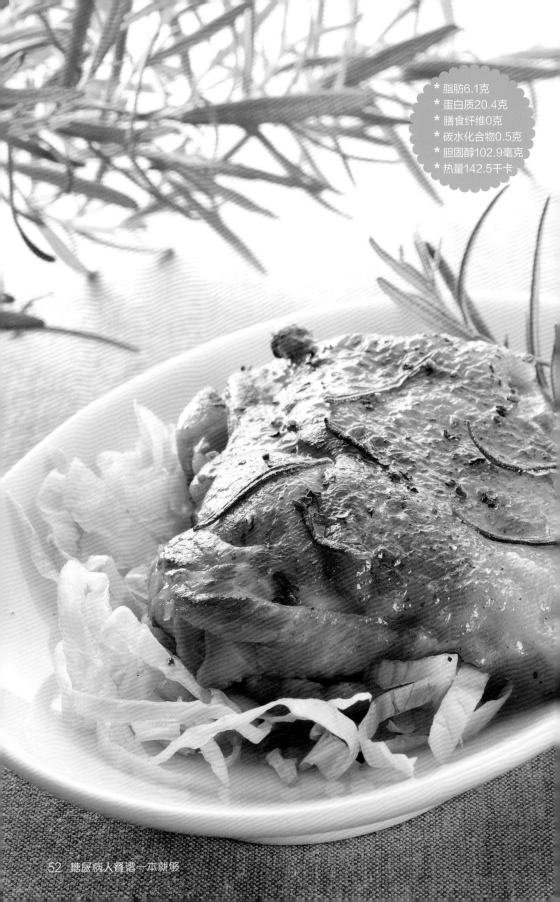

* 脂肪6.1克
* 蛋白质20.4克
* 膳食纤维0克
* 碳水化合物0.5克
* 胆固醇102.9毫克
* 热量142.5千卡

干煎鸡腿

材料
鸡腿肉　　100克
蒜片　　　15克
生菜丝　　2片

调料
盐　　　　1/2小匙
黑胡椒粒　1小匙
迷迭香　　少许

做法
1. 鸡腿肉放入滚水中略为汆烫，均匀抹上盐，备用。
2. 热平底锅，放入鸡腿，皮向下以中火干煎。
3. 锅中放入蒜片、迷迭香，将鸡腿肉煎至两面熟透上色，起锅前撒上黑胡椒粒，盛于放有生菜丝的盘子上即可。

> **健康知识**　烹煮所有的肉类之前建议都先用滚水汆烫过，除了减少肉的腥味，也可以减少一些脂肪的摄取，本道菜里面不额外添加油脂，直接用带皮的那面去煎就可以。

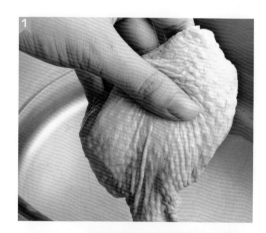

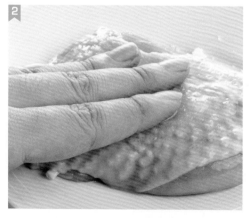

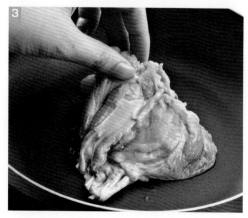

三色鸡丁

材料

毛豆　　　　30克
玉米粒　　　15克
胡萝卜丁　　15克
鸡肉丁　　　80克
油　　　　　2小匙
水　　　　　50毫升

调料

盐　　　　　1小匙

* 脂肪16克
* 蛋白质21.2克
* 膳食纤维3.8克
* 碳水化合物8.1克
* 胆固醇40毫克
* 热量260千卡

做法

1. 将所有材料放入滚水中略为氽烫，捞起沥干水分，备用。
2. 热锅，放入油、氽烫过的胡萝卜丁、毛豆拌炒至约八分熟。
3. 锅中加入氽烫过的鸡肉丁与玉米粒，拌炒至熟后加入水，待水收干后加入盐拌炒至入味即可。

健康知识

糖尿病患日常饮食建议可以多吃富含水溶性纤维的食物，如豆类、根茎类、谷物、坚果、胡萝卜、木耳、玉米、燕麦、荞麦。

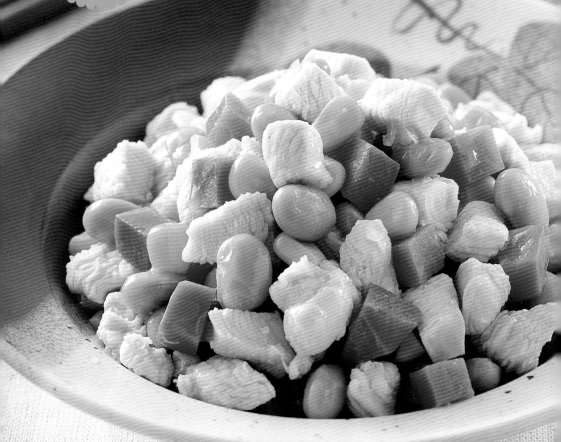

什蔬鸡肉卤锅

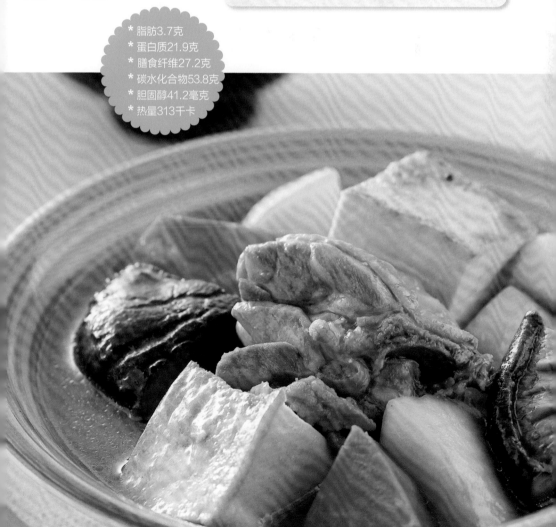

材料

胡萝卜	100克
瓠瓜	150克
干香菇	10朵
鸡腿	1只
老豆腐	120克
水	1000毫升
蒜	5瓣
姜片	10克

调料

酱油	4大匙

做法

① 将鸡腿放入沸水中略为汆烫，切块备用。

② 胡萝卜、瓠瓜洗净去皮，切滚刀块；干香菇泡软，对切；老豆腐切块。

③ 将所有材料与调料放入锅中一起炖煮至熟即可。

健康知识

瓠瓜清热、利尿、消肿；胡萝卜含丰富的胡萝卜素，是维生素A的前质，有保护视网膜的作用，让眼睛、皮肤等组织黏膜更健康，素食者不加鸡肉和葱蒜即可。

* 脂肪3.7克
* 蛋白质21.9克
* 膳食纤维27.2克
* 碳水化合物53.8克
* 胆固醇41.2毫克
* 热量313千卡

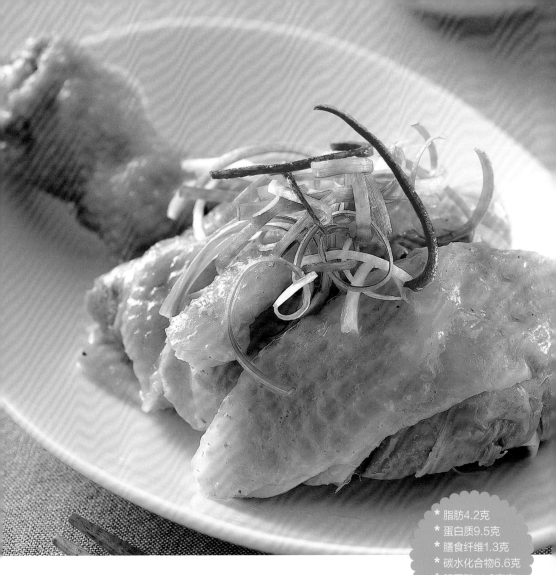

* 脂肪4.2克
* 蛋白质9.5克
* 膳食纤维1.3克
* 碳水化合物6.6克
* 胆固醇41.2毫克
* 热量101.9千卡

白斩鸡腿

材料

土鸡腿肉	1支
青葱	1根
红辣椒丝	少许
蒜末	10克

调料

盐	1/6小匙
香油	1/3小匙
酱油	2小匙

做法

1. 鸡腿放入沸水中略为汆烫，取出均匀抹上盐，放入蒸锅中蒸20分钟，取出切块，备用。
2. 青葱切丝；蒜末和酱油调匀成蒜蓉酱油，备用。
3. 将鸡腿盛盘，摆上青葱丝和红辣椒丝，食用时可搭配适量蒜蓉酱油。

健康知识

鸡肉与牛、猪、羊等畜肉类相比，脂肪含量比较低，想减重或糖尿病患者可优先选择，以减少饱和脂肪的摄取，食用时也可以去皮。

凉拌鸡丝

材料
鸡胸肉	80克
凉粉	200克
小黄瓜	1根
红辣椒丝	少许
蒜末	5克
冷开水	1大匙

调料
冰糖	1/2小匙
柠檬汁	2小匙
醋	1小匙
葡萄籽油	1/2小匙
盐	1匙

做法
1. 将鸡胸肉放入沸水中烫熟，取出放凉，撕成丝状；凉粉冲冷水，切成薄片；小黄瓜洗净，切丝，备用。
2. 将鸡丝和小黄瓜丝用盐、蒜末拌匀。
3. 将其余调料和冷开水搅拌均匀成酱汁，和鸡丝、小黄瓜丝、盐、蒜末充分拌匀，放入红辣椒丝即可。

健康知识

小黄瓜有丰富的纤维，如果买到有机无农药的可洗净直接食用，享受自然的清甜，消暑解渴，更有排水、利尿的作用，单独和蒜、盐稍微揉捏后冰凉食用也很棒。

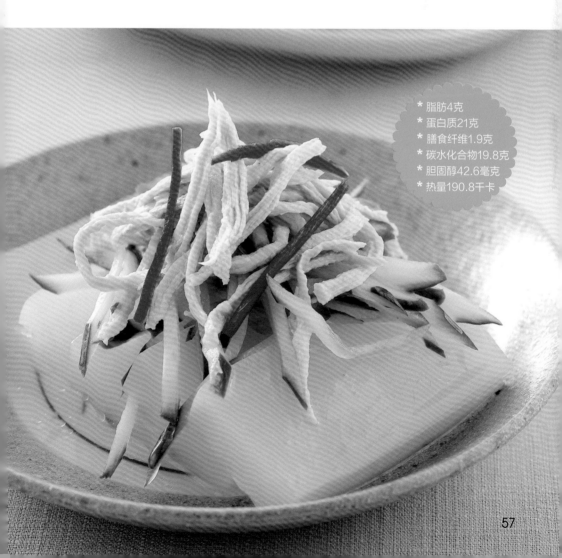

* 脂肪4克
* 蛋白质21克
* 膳食纤维1.9克
* 碳水化合物19.8克
* 胆固醇42.6毫克
* 热量190.8千卡

烤里脊肉片

材料
里脊肉	150克
柠檬片	3片
生菜	6片
蛋白	25克

腌料
蒜末	10克
酱油	2小匙
红辣椒末	5克

* 脂肪12.1克
* 蛋白质38.9克
* 膳食纤维0.3克
* 碳水化合物0.7克
* 胆固醇78.3毫克
* 热量201.3千卡

做法
1. 里脊肉切成薄片,略为拍打后以滚水迅速冲过,放入拌匀的腌料中腌约3小时。
2. 将肉片沾上蛋白,放入预热过的烤箱,烤约5～10分钟至熟。
3. 盘中放入生菜,放上肉片,食用前可挤柠檬汁搭配食用。

健康知识　猪肉部位跟脂肪含量多寡有关,小里脊肉(腰内肉)是脂肪较少的部位,后腿肉跟前腿肉也是不错的选择,再搭配清蒸或烧烤烹调方式更佳。

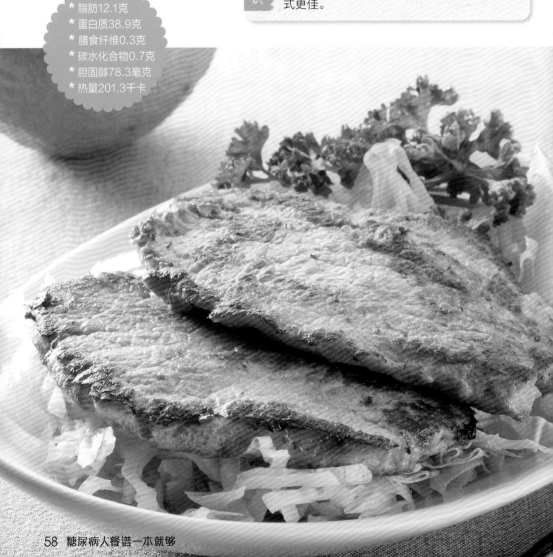

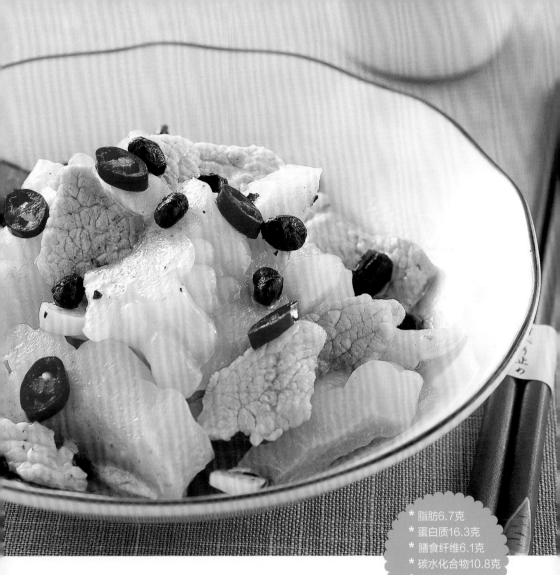

* 脂肪6.7克
* 蛋白质16.3克
* 膳食纤维6.1克
* 碳水化合物10.8克
* 胆固醇26.1毫克
* 热量166.6千卡

苦瓜炒肉片

▨ 材料

苦瓜	1/2根
里脊肉	50克
豆豉	2小匙
蒜末	5克
水	200毫升
油	1小匙

🌶 调料

酱油	2小匙

🗓 做法

① 苦瓜洗净，切斜片；里脊肉切片，以滚水迅速略冲，备用。

② 热锅，放入油，加入蒜末爆香，再加入苦瓜片拌炒。

③ 锅中加入水、豆豉和肉片，拌炒至熟，起锅前加入酱油炒匀即可。

健康知识　　苦瓜由内而外（肉、籽）都含营养素，包括苦瓜素、类黄酮素、奎宁、胰蛋白酶，对血糖、血脂的调节作用已有许多研究证实，是糖尿病患者很适合摄取的食材。

蒸柠檬鱼

材料

鲈鱼	1尾
蒜末	适量
红辣椒末	10克
洋葱丝	30克
香菜叶	少许
柠檬片	3片

酱汁

柠檬（取汁）	1/2个
盐	1/2小匙
白糖	1小匙
鱼露	1大匙

做法

① 将鲈鱼洗净，划背，备用。

② 将鲈鱼、蒜末、红辣椒末、洋葱丝和拌匀的酱汁一起装盘，放入蒸锅中蒸10～15分钟至熟。

③ 取出盘子，放上柠檬片，撒上香菜叶即可。

健康知识 鲈鱼肉质软嫩，含丰富的蛋白质，可提供人体需要的氨基酸，以提供生长发育、组织修补所需的营养，对于伤口愈合也有一定的帮助。

* 脂肪3.2克
* 蛋白质38.4克
* 膳食纤维0.4克
* 碳水化合物19.9克
* 胆固醇112.2毫克
* 热量260.5千卡

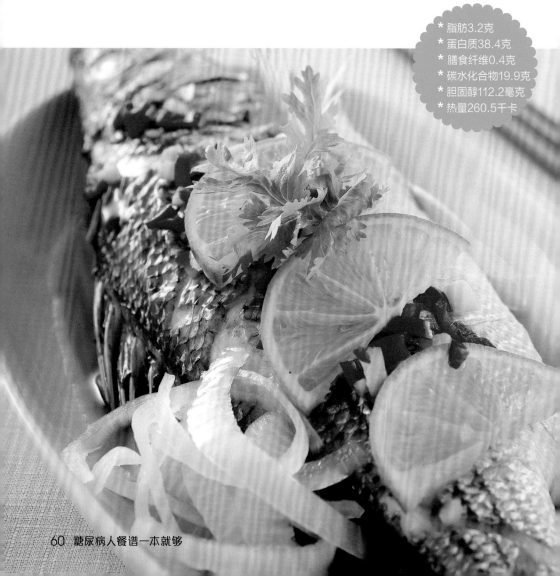

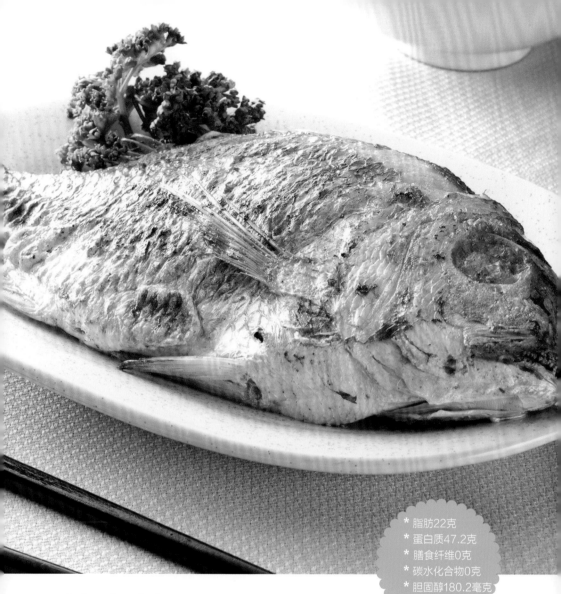

* 脂肪22克
* 蛋白质47.2克
* 膳食纤维0克
* 碳水化合物0克
* 胆固醇180.2毫克
* 热量390千卡

干煎赤鯮

材料

赤鯮	1尾（250克）
油	1~2小匙
柠檬	1/2个

调料

盐	1/2小匙

做法

1. 将赤鯮洗净，抹盐，备用。
2. 热锅，加入油，放入赤鯮煎煮，翻面后可视情况再酌量加油，煎至熟透即可取出。
3. 食用前可挤柠檬汁搭配食用。

健康知识

　　许多专家学者认为小型鱼比大型鱼好的原因在于，大型鱼因为食物链导致重金属跟甲基汞蓄积，两个手掌大小的鱼都算小型鱼。

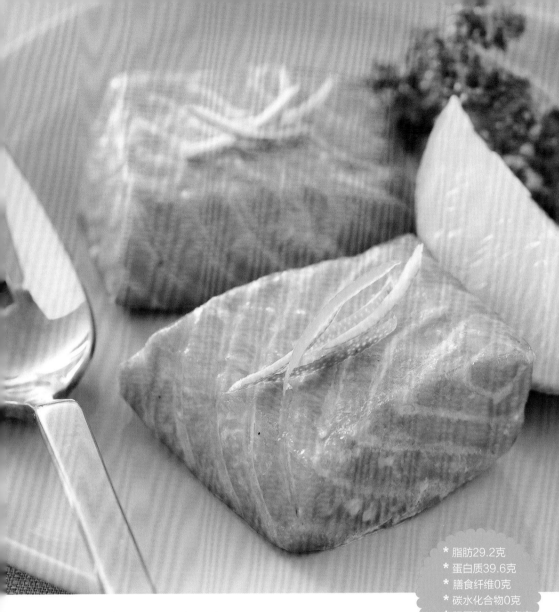

* 脂肪29.2克
* 蛋白质39.6克
* 膳食纤维0克
* 碳水化合物0克
* 胆固醇130.9毫克
* 热量420千卡

盐烤三文鱼

材料

三文鱼片　　196克

调料

盐　　　　　1/2小匙
柠檬汁　　　1/2大匙

做法

① 将三文鱼片洗净，均匀抹上盐，备用。

② 将三文鱼片放入预热过的烤箱，烤约10～20分钟至
上色熟透即可取出，可搭配柠檬汁食用。

健康知识　三文鱼含有丰富ω-3脂肪酸(DHA、EPA)，可降低血液黏稠度，因而延缓动脉硬化等心血管疾病，适合发育中或年纪大者补充营养，因为是大型鱼，不建议太常吃。

烤秋刀鱼

材料

| 秋刀鱼 | 1尾（120克） |

调料

| 盐 | 1/2小匙 |
| 柠檬汁 | 1/2大匙 |

做法

1. 将秋刀鱼洗净，均匀抹上盐，备用。
2. 将秋刀鱼放入预热过的烤箱，烤10～20分钟至上色熟透即可取出，可搭配柠檬汁食用。

健康知识

秋刀鱼富含DHA、EPA等不饱和脂肪酸，可预防心血管疾病；鱼肉中含有B_{12}，对于贫血者也有帮助。记得用小火慢烤，可以搭配维生素C的萝卜泥或柠檬汁。

* 脂肪31.1克
* 蛋白质22.6克
* 膳食纤维0克
* 碳水化合物0克
* 胆固醇51.6毫克
* 热量376千卡

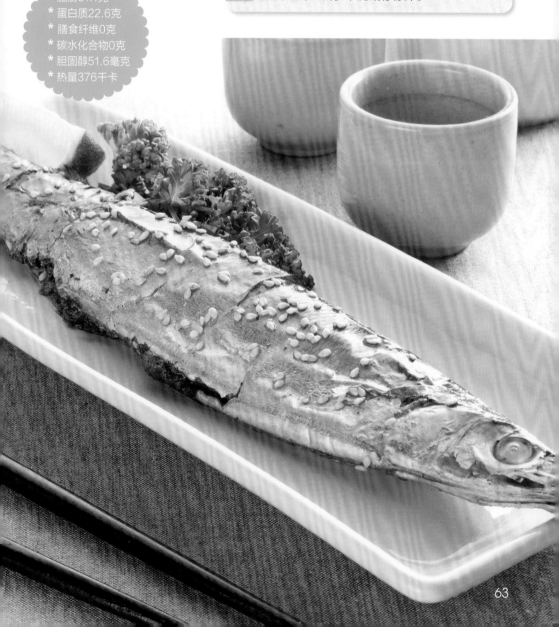

洋葱拌鲔鱼

材料

鲔鱼罐头	1罐
洋葱	1个（140克）

调料

盐	1/2小匙
柠檬汁	1/2大匙
黑胡椒粒	少许

做法

① 将洋葱洗净，切丝，放入冰水中抓捏后沥干水分，备用。

② 将鲔鱼、洋葱丝和所有的调料拌匀，即可食用。

健康知识

洋葱可以降三高和防癌，抑菌又可以抗老化，每次切洋葱时都让人流眼泪，其实是特殊的挥发性含硫化物与硒等抗氧化的特殊气味。

* 脂肪9.8克
* 蛋白质21.5克
* 膳食纤维1.9克
* 碳水化合物25.2克
* 胆固醇89.3毫克
* 热量272.2千卡

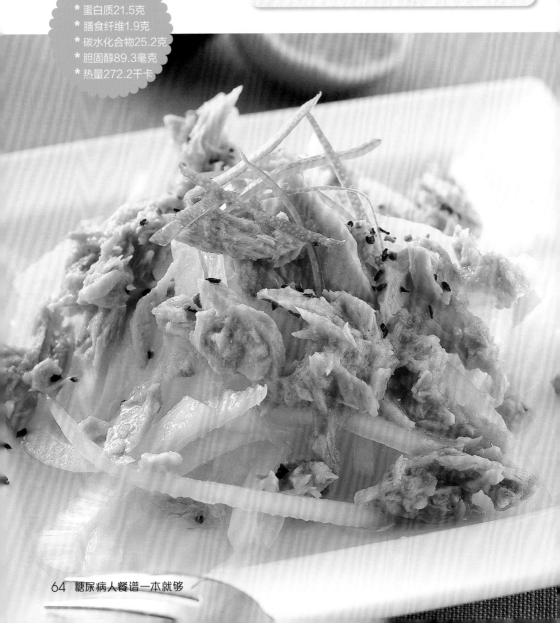

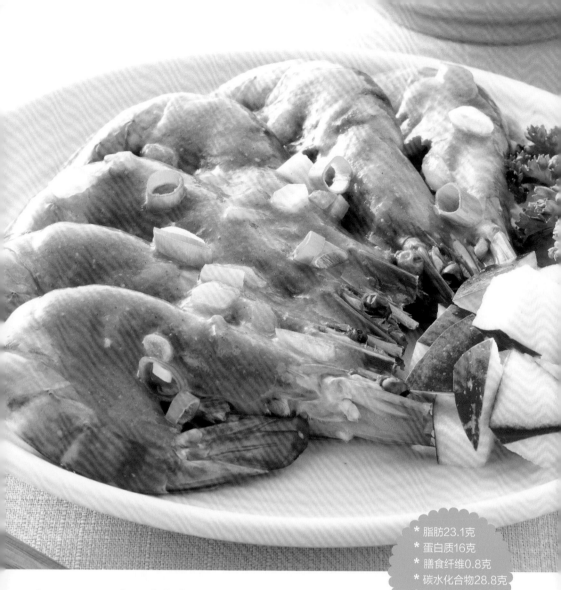

* 脂肪23.1克
* 蛋白质16克
* 膳食纤维0.8克
* 碳水化合物28.8克
* 胆固醇78.6毫克
* 热量369.4千卡

咖喱味噌虾

材料

虾	6尾（50克）
苹果丁	30克
洋葱末	20克
葱末	10克
油	1/2小匙
热水	200毫升

调料

咖喱块	2小块
味噌	5克

做法

1. 将虾洗净，开背去肠泥，备用。
2. 咖喱块和味噌以热水搅拌混匀，备用。
3. 热锅，加入油，放入洋葱末煎香，加入虾与苹果丁炒至8~9分熟，再加入做法2的材料，拌煮至熟即可。

健康知识　虾的脂肪含量比海鲜或鱼类还低，也是蛋白质的良好来源，挑选要注意虾的头部不要变黑，身体微弯有弹性，身体与头部连接完整，如果颜色太红可能加了保鲜剂。

笋片炒乌参

材料

笋片	50克
乌参	1尾（150克）
胡萝卜	20克
罗勒	20克
蒜	2瓣
油	2小匙
水	100毫升

调料

盐	1大匙

做法

1. 胡萝卜洗净去皮，切薄片；乌参洗净，切斜片。
2. 热锅，加入油，放入蒜片爆香，加入胡萝卜片、笋片炒熟，再加入水。
3. 待锅中的水滚，放入乌参片，加入酱油拌炒均匀即可。

> **健康知识**
>
> 海参是名贵的珍品，含有蛋白质与丰富胶质：黏多醣、氨基多糖，而且完全没有胆固醇，是能够养颜美容、延缓老化的圣品。

* 脂肪10.3克
* 蛋白质12.5克
* 膳食纤维2.5克
* 碳水化合物3.7克
* 胆固醇0毫克
* 热量158.4千卡

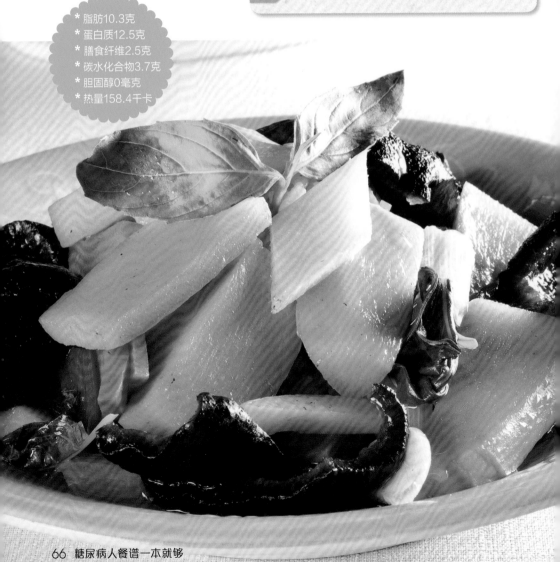

塔香蛤蜊

材料

蛤蜊	300克
罗勒	30克
姜片	5克
蒜片	5克
红辣椒片	5克
油	1/2小匙
水	30毫升

调料

盐	1/4小匙
米酒	少许

做法

1. 蛤蜊洗净、吐沙，备用。

2. 热锅，加入油，放入蒜片、姜片、红辣椒片爆香至微焦，加入蛤蜊拌炒后加入水。

3. 待水收干、蛤蜊张开，加入罗勒和所有调料略为翻炒，即可起锅。

健康知识　蛤蜊的脂肪属于较低脂肪的动物性蛋白质来源，同时也是牛磺酸、锌、铁的良好来源；可滋补肝脏，但因跟牡蛎类似养殖法，故要留心沿海水域污染的问题。

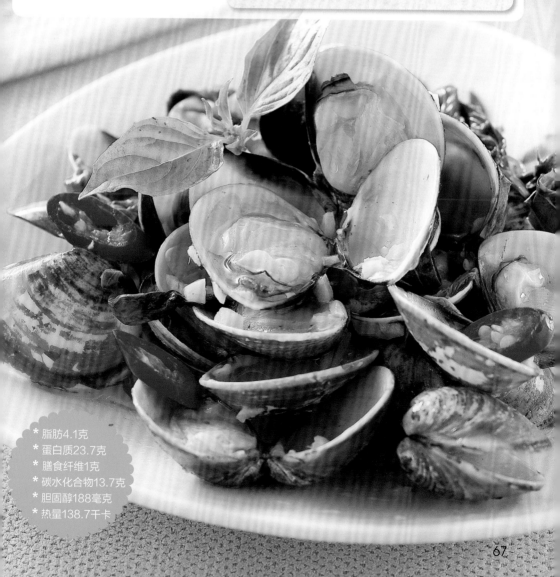

* 脂肪4.1克
* 蛋白质23.7克
* 膳食纤维1克
* 碳水化合物13.7克
* 胆固醇188毫克
* 热量138.7千卡

蟹肉蔬松

材料

玉米粒	30克
胡萝卜丁	50克
油菜茎	50克
芹菜	20克
蟹腿肉	30克
香菇	4朵
生菜	6片
油	2小匙
水	30毫升

调料

盐	1/2小匙

* 脂肪11.3克
* 蛋白质9.9克
* 膳食纤维9.1克
* 碳水化合物21.4克
* 胆固醇32.5毫克
* 热量216.5千卡

做法

1. 油菜茎洗净切末；芹菜洗净切末；生菜洗净，擦干水分；香菇洗净切末，备用。
2. 热锅，加入油，放入胡萝卜丁、香菇末、玉米粒、蟹腿肉炒至八分熟。
3. 锅中加入水，再加入油菜末、芹菜末炒熟，最加入盐拌炒均匀入味。
4. 将适量做法3材料放入生菜中即可食用。

健康知识　各种蔬菜丁一起拌炒，可以搭配虾肉或蟹肉以增添风味，如果纯蔬食也可用豆干丁或豆泡末来取代，口感类似，更增加纤维素来源，并减少饱和脂肪、胆固醇的摄取。

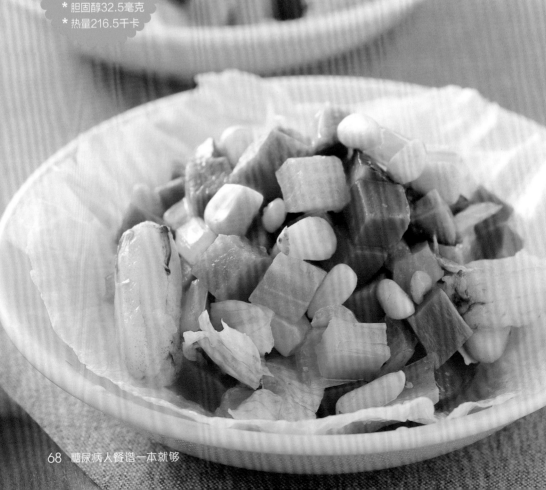

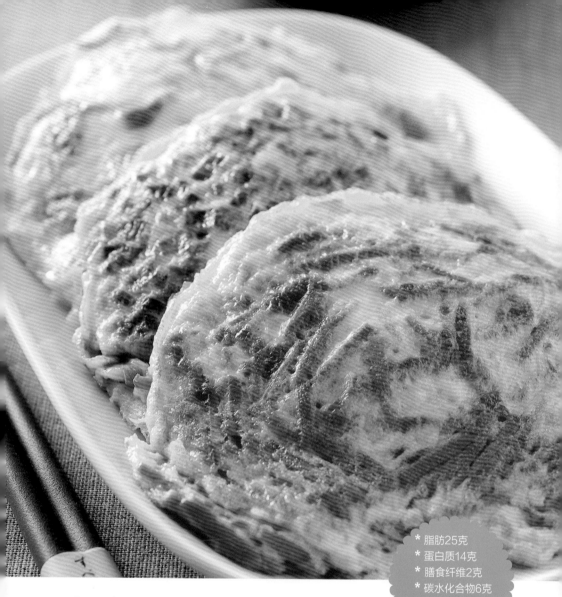

* 脂肪25克
* 蛋白质14克
* 膳食纤维2克
* 碳水化合物6克
* 胆固醇382毫克
* 热量305千卡

三色煎蛋

材料

鸡蛋	2个
胡萝卜	30克
韭菜	30克
洋葱	30克
油	2~3小匙

调料

盐	1小匙

做法

1. 胡萝卜去皮，切丝；韭菜切碎；洋葱切丝，备用。
2. 鸡蛋和盐搅拌均匀成蛋液，分为3份，分别加入胡萝卜、韭菜、洋葱中。
3. 热锅，放入油，分别加入蛋液煎熟，即可盛盘。

健康知识 胡萝卜含有丰富胡萝卜素不仅让人的双眼更加明亮、维持皮肤黏膜组织的完整性，也有提升免疫力与抗癌的作用。

金针菇炒蛋

材料

金针菇　　100克
鸡蛋　　　2个
葱花　　　适量
油　　　　1.5小匙

抹酱

盐　　　　1/2小匙

做法

1. 金针菇洗净，切段；鸡蛋略打匀至仍可看见蛋白的状态，备用。
2. 热锅，放入1/2小匙油，加入金针菇略微拌炒，起锅备用。
3. 另加1小匙油，放入蛋液煎至半熟，分散加入金针菇、葱花和盐，拌炒均匀即可。

健康知识　新鲜鸡蛋拿起来较沉重，蛋壳表面是粗糙或有颗粒的；打开后可见饱满的蛋黄及黏稠感的蛋白，且有一定的聚合感，不会散开，不新鲜的就会塌塌的。

* 脂肪21.8克
* 蛋白质14克
* 膳食纤维2.8克
* 碳水化合物16克
* 胆固醇382毫克
* 热量299千卡

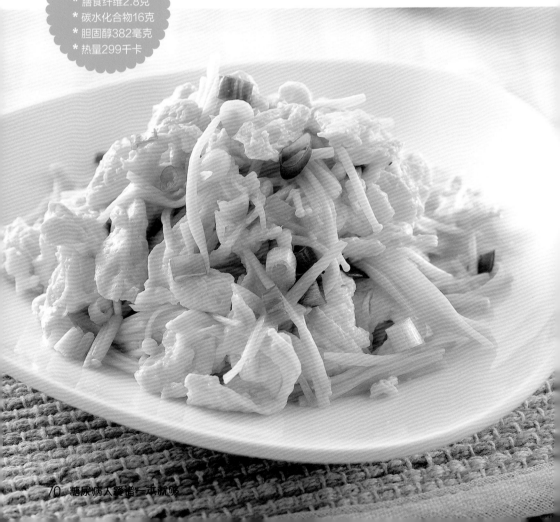

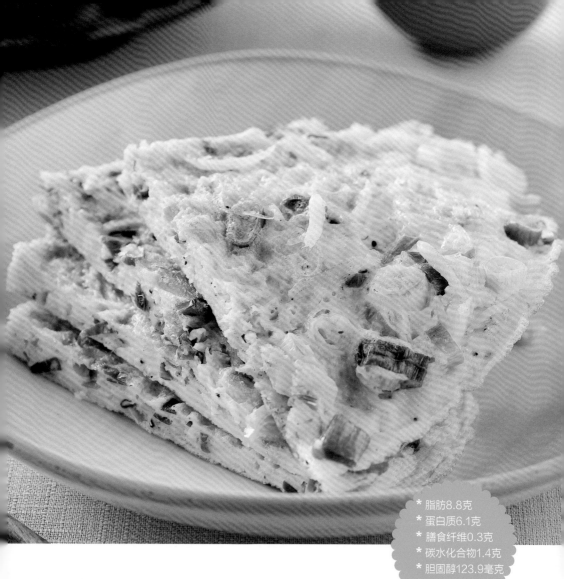

* 脂肪8.8克
* 蛋白质6.1克
* 膳食纤维0.3克
* 碳水化合物1.4克
* 胆固醇123.9毫克
* 热量105.3千卡

银鱼烘蛋

材料

银鱼	30克
鸡蛋	1/2个
葱	20克
油	1小匙

做法

1. 将银鱼洗净；葱切葱花，备用。
2. 将鸡蛋、银鱼和葱花充分搅拌均匀，备用。
3. 热锅，加入油，倒入蛋液煎至半熟，翻面煎至金黄即可。

健康知识　　银鱼高钙、高蛋白、低脂肪，有润肺止咳、善补脾胃、宜肺、利水的功效，尤适宜体质虚弱、营养不足、消化不良、高脂血症、脾胃虚弱、肺虚咳嗽、虚劳等症者食用。

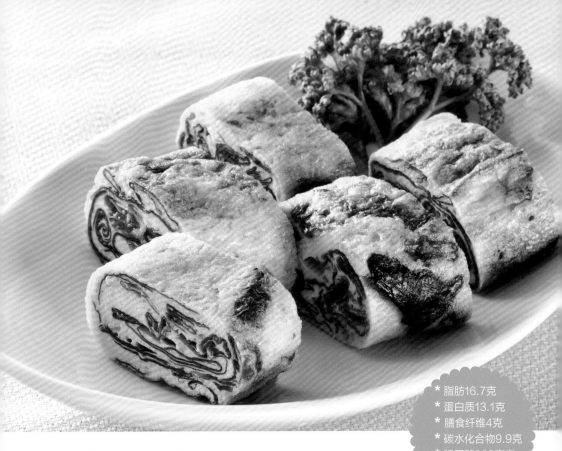

* 脂肪16.7克
* 蛋白质13.1克
* 膳食纤维4克
* 碳水化合物9.9克
* 胆固醇382毫克
* 热量220.5千卡

海带蛋卷

材料
干海带芽	8克
鸡蛋	2个
油	1/2小匙

调料
盐	1/2小匙

做法
1. 将干海带芽放入开水中泡发，备用。
2. 将鸡蛋、海带芽和盐充分搅拌均匀成蛋液，备用。
3. 热平底锅，加入油，倒入蛋液煎至半熟，慢慢卷成蛋卷，起锅切段即可。

健康知识
鸡蛋是高生物价蛋白质的来源，同时鸡蛋与任何食材搭配，都非常可口，也可以变化多种不同感觉，许多菜也经常会把鸡蛋拿来当作蘸酱。

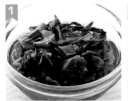
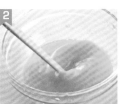
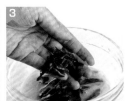
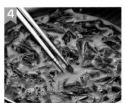

豆腐蒸蛋

材料
老豆腐　　1块（100克）
鲜香菇　　3朵
鸡蛋　　　2个
温开水　　100毫升

调料
酱油　　　1小匙

做法

1. 老豆腐洗净，切片；鲜香菇洗净去蒂，切片，备用。

2. 取一蒸碗，加入鸡蛋打匀，再加入温开水和酱油，并将老豆腐片、香菇片放置于中间。

3. 电饭锅外锅放1/2杯水，将做法2放入电饭锅中，盖上锅盖，按下开关，待跳起后焖约10分钟即可。

健康知识　标注无抗生素残留的鸡蛋、含叶黄素的鸡蛋，都是不错的选择，放在阴凉处保存即可；洗选蛋要冷藏；杂货店的鸡蛋要冷藏前，先加封一层塑料袋，以免外壳的鸡屎污染。

* 脂肪17.5克
* 蛋白质21克
* 膳食纤维3.9克
* 碳水化合物12.5克
* 胆固醇382毫克
* 热量264.8千卡

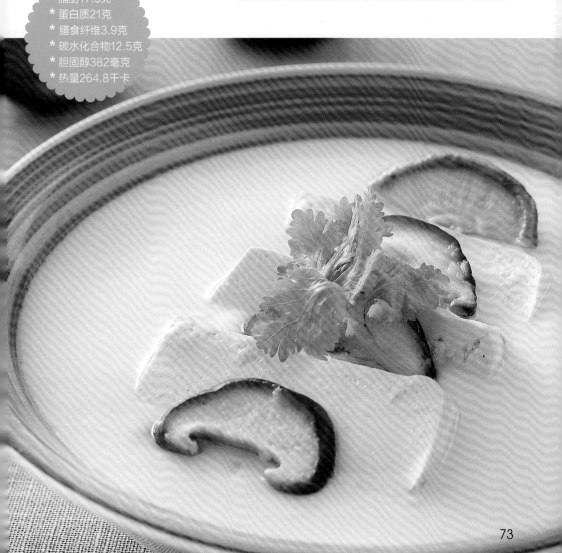

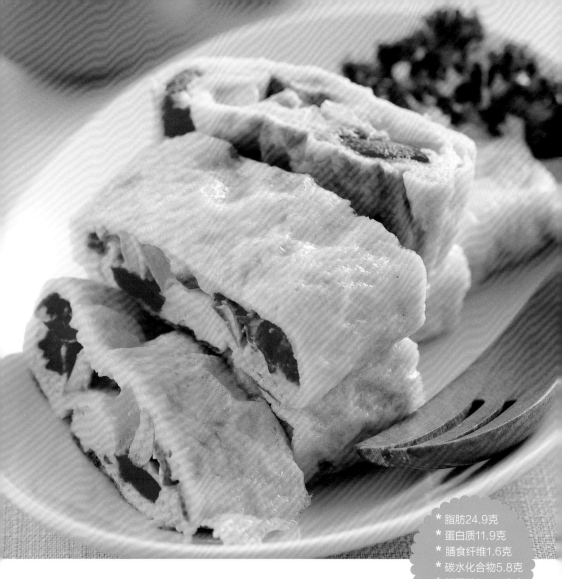

* 脂肪24.9克
* 蛋白质11.9克
* 膳食纤维1.6克
* 碳水化合物5.8克
* 胆固醇384.1毫克
* 热量275.7千卡

蔬菜煎蛋卷

材料

鸡蛋	2个
蘑菇丁	30克
红甜椒丁	30克
黄甜椒丁	30克
油	2小匙
鲜奶	1大匙

调料

盐	1小匙

做法

1. 将蘑菇丁、红甜椒丁、黄甜椒丁放入水中汆烫至熟，捞出沥干水分，备用。
2. 将鸡蛋、鲜奶和盐搅拌均匀，备用。
3. 热平底锅，放入油，倒入蛋液煎至半熟，放入其余材料，慢慢卷成3叠，取出切段即可。

> **健康知识**
>
> 打蛋有时把蛋打进碗里，才发现是个"坏蛋"，偏偏已经有1或2个蛋在碗里，可以先摇一下蛋，如果有滑动感，就取个新碗来打，或每个都分开放入碗，确认是好蛋再一起打。

三蔬鲜鱼总汇

 材料

山药	20克
小黄瓜	30克
胡萝卜	30克
鱼片	50克
水	50毫升
油	1/2小匙

调料

盐	1小匙

做法

1. 胡萝卜洗净去皮，切丁；小黄瓜洗净，切丁；山药洗净去皮，切丁，备用。

2. 热锅，加入油，放入胡萝卜炒熟，再加入水，放入山药丁、小黄瓜丁和鱼片炒熟，并加入盐调味即可。

> **健康知识**
> 做菜时尽可能多地放入各种颜色的蔬果，红、黄、绿色就有不同的植物营养成分：胡萝卜素、茄红素、叶绿素都是对健康加分的营养素。

* 脂肪4.5克
* 蛋白质10.4克
* 膳食纤维1.5克
* 碳水化合物8克
* 胆固醇19.2毫克
* 热量109.9千卡

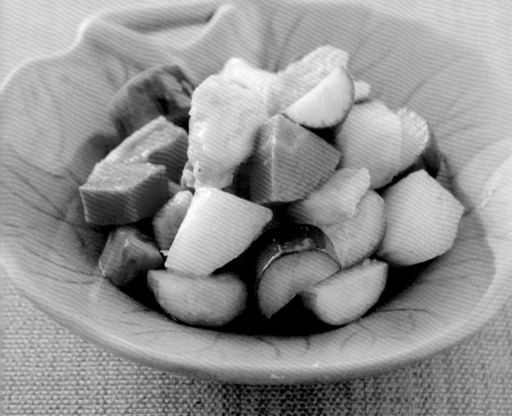

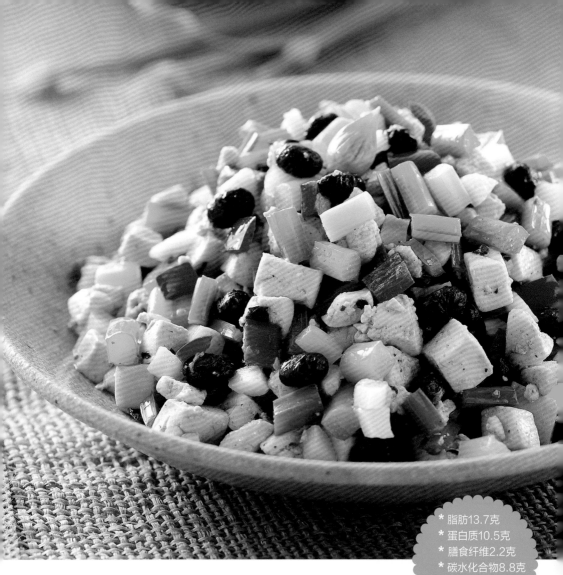

* 脂肪13.7克
* 蛋白质10.5克
* 膳食纤维2.2克
* 碳水化合物8.8克
* 胆固醇0毫克
* 热量194.9千卡

韭花豆腐丁

材料

韭菜花	50克
老豆腐	1块（100克）
豆豉	1小匙
红辣椒末	少许
蒜末	适量
油	1小匙
水	50毫升

调料

盐	1/2小匙

做法

① 韭菜花洗净，切末；老豆腐压碎，备用。

② 热锅，加入油，放入蒜末爆香，加入韭菜花末略为拌炒。

③ 锅中放入碎豆腐、水、豆豉、红辣椒末和盐拌炒至入味即可。

健康知识 想要降低糖尿病肾病变发生或是减缓肾功能，可多以黄豆蛋白质取代动物性蛋白质，不仅降低饱和脂肪的摄取，也有助减少血液中三酸甘油酯和胆固醇。

菠菜秀珍菇

材料

菠菜	120克
秀珍菇	40克
枸杞	1小匙
姜丝	5克
油	1/2小匙

调料

盐	1小匙

做法

① 将菠菜、秀珍菇洗净，切段，备用。

② 热锅，加入油，放入枸杞略为拌炒，放入菠菜、秀珍菇翻炒至微软，再加入盐，炒至入味即可。

健康知识　深绿色蔬菜是纤维素的主要来源，其中更含有维生素A、叶酸、B族维生素等营养素，可降低体内的同半胱氨酸浓度，研究显示，同半胱氨酸过高会增加心血管疾病发生的机率。

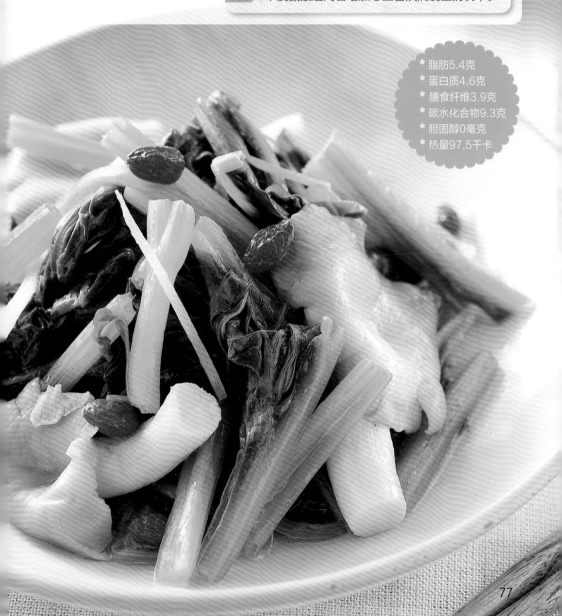

* 脂肪5.4克
* 蛋白质4.6克
* 膳食纤维3.9克
* 碳水化合物9.3克
* 胆固醇0毫克
* 热量97.5千卡

芥蓝炒肉片

材料

芥蓝　　　　160克
羊肉片　　　35克
姜丝　　　　5克
红辣椒丝　　5克
油　　　　　1小匙
水　　　　　30毫升

调料

盐　　　　　1/2小匙

* 脂肪10.2克
* 蛋白质9.1克
* 膳食纤维3克
* 碳水化合物5.3克
* 胆固醇25毫克
* 热量150千卡

做法

① 芥蓝洗净，切段，备用。

② 热锅，加入油，放入姜丝爆香，加入羊肉片略炒后，加入芥蓝炒至微软。

③ 锅中加入水，最后加入盐、红辣椒丝拌炒至入味即可。

健康知识

羊肉是可补血虚的食材，如果胆固醇值正常，偶尔可以吃点羊肉，有益精气调理，除了芥蓝、老姜之外，也可搭配绿色蔬菜，增加纤维的摄取。

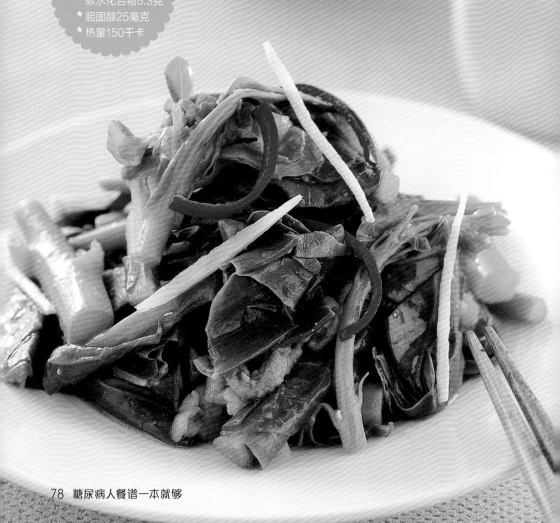

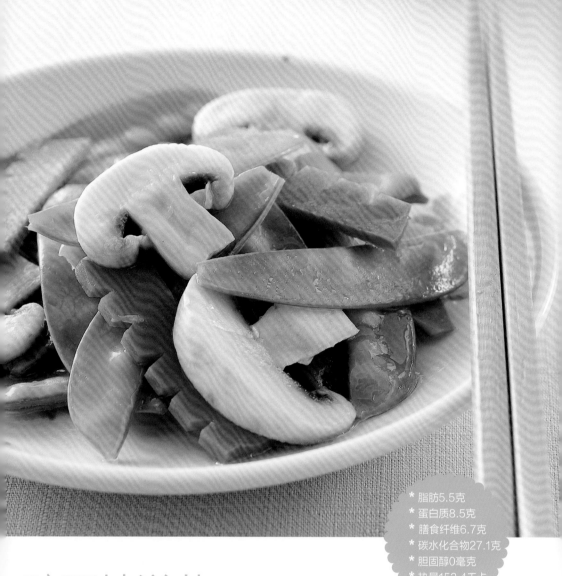

* 脂肪5.5克
* 蛋白质8.5克
* 膳食纤维6.7克
* 碳水化合物27.1克
* 胆固醇0毫克
* 热量152.4千卡

豌豆炒洋菇

材料

豌豆	70克
洋菇	70克
胡萝卜片	12克
蒜片	10克
油	1小匙
水	20毫升

调料

盐	1/2小匙

做法

1. 洋菇洗净，切片；豌豆洗净，去头尾和粗丝，备用。

2. 热锅，加入油，放入蒜片、胡萝卜片拌炒一下，再加入豌豆和洋菇片拌炒。

3. 锅中加入水，待水收干，放入盐炒至入味即可。

健康知识　　菇类当中从一般的香菇、秀珍菇、杏鲍菇到灵芝等都属于低脂、高纤与蛋白质丰富的营养来源，同时具有提升免疫力与抗癌的作用，建议可以经常多种类搭配

青椒炒小鱼干

材料

青椒丝	1个
小鱼干	30克
豆豉	1小匙
蒜片	15克
红辣椒圈	10克
油	1小匙

调料

盐	1/4小匙
米酒	1/3小匙

* 脂肪7.2克
* 蛋白质22.9克
* 膳食纤维2.9克
* 碳水化合物7.3克
* 胆固醇200.8毫克
* 热量187.7千卡

做法

1. 将小鱼干泡水软化，沥干水分，备用。
2. 热锅，加入油，放入蒜片爆香，随即放入小鱼干炒香。
3. 锅中放入豆豉、青椒丝、红辣椒圈和调料，拌炒均匀即可。

健康知识　青椒含丰富的维生素A、维生素C和铁质，对于生长发育以及造血都有相当的帮助，纤维质也比一般叶菜类要高。

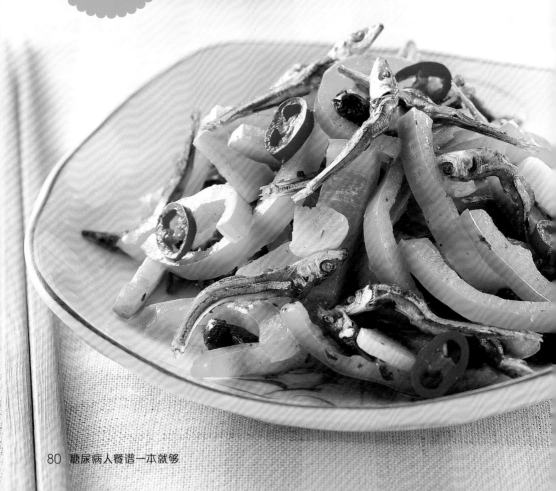

牛蒡炒芦笋

材料
牛蒡	50克
芦笋	100克
姜末	5克
水	100毫升
油	1小匙

调料
盐	1小匙

* 脂肪5克
* 蛋白质2.9克
* 膳食纤维4.1克
* 碳水化合物14.5克
* 胆固醇0毫克
* 热量115千卡

做法
1. 牛蒡洗净，切斜片，用少许盐（份量外）略抓；芦笋洗净，切段，备用。
2. 热锅，加入油，放入姜末爆香，随即放入牛蒡片炒至微软，再加入水略炒，再加入芦笋段拌炒，最后加入盐炒至均匀即可。

健康知识

许多蔬菜以中医观点来看都比较偏寒，如果担心摄取过多或女性遇生理期前后，可以佐以姜、蒜或芝麻等种子、坚果类来平衡寒燥。

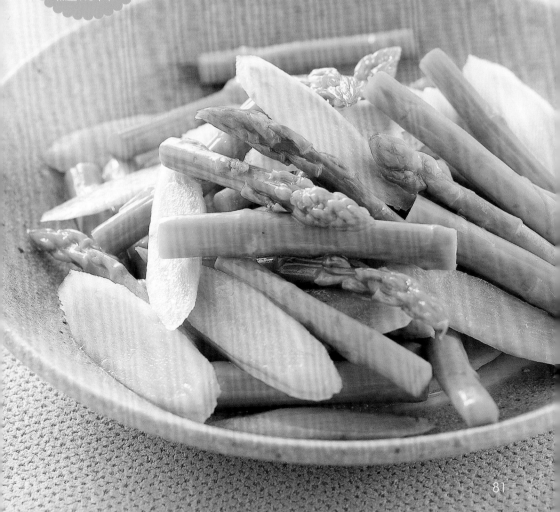

炒三丝

材料

黄豆芽	80克
黑木耳	25克
胡萝卜	20克
姜末	少许
水	100毫升
油	1小匙

调料

盐	1/2小匙

做法

1. 黄豆芽洗净；黑木耳洗净，切丝；胡萝卜洗净去皮，切丝，备用。
2. 热锅，加入油，放入胡萝卜丝拌炒一下，再加入黑木耳丝跟黄豆芽拌炒。
3. 锅中加入水，以小火焖至水分收干，最后加入盐炒至入味即可。

健康知识

黄豆芽、绿豆芽、荞麦芽都是来自种子发芽的蔬菜，与其他蔬菜比较，这些芽菜类的营养成分确实高出许多，建议多加利用搭配在料理当中。

* 脂肪5.8克
* 蛋白质4.8克
* 膳食纤维4.5克
* 碳水化合物4.9克
* 胆固醇0毫克
* 热量83.9千卡

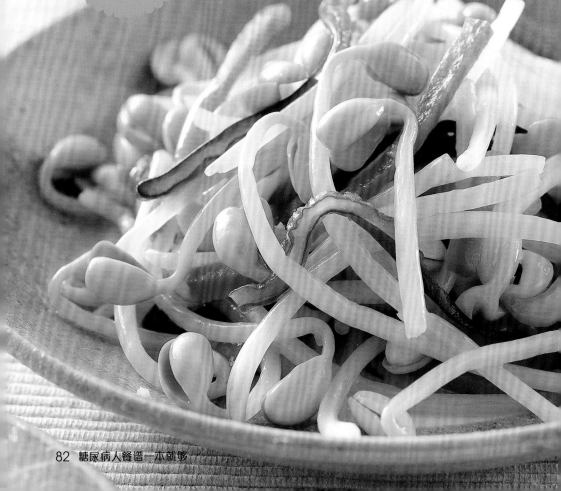

酱烧藕片

 材料

莲藕	80克
油	1/2小匙
水	50毫升
熟黑芝麻	少许
熟白芝麻	少许

调料

酱油	1小匙
冰糖	1/2小匙

做法

1. 莲藕洗净，切片，备用。

2. 热锅，放入油，加入莲藕片拌炒一下，再加入水跟冰糖炒至略收干。

3. 锅中加入酱油，翻炒均匀，撒入黑、白芝麻，即可起锅。

健康知识

莲藕是高纤维的根茎类食材，含有铁，也含维生素B$_{12}$、单宁酸、糖蛋白，对于素食者算是相当养生的食材，凉拌时可添加醋跟柠檬汁可稳定其色泽与增添口感。

* 脂肪2.6克
* 蛋白质1.7克
* 膳食纤维2.6克
* 碳水化合物14.3克
* 胆固醇0毫克
* 热量88.9千卡

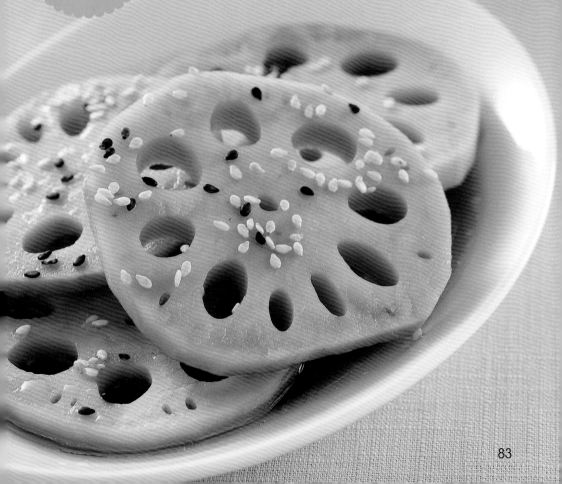

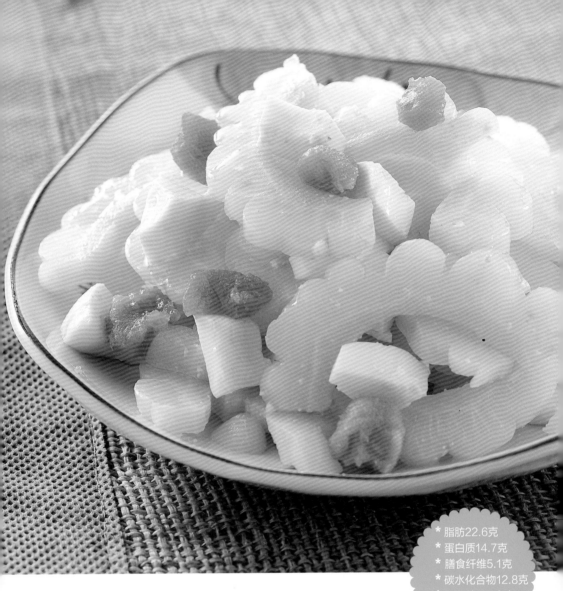

* 脂肪22.6克
* 蛋白质14.7克
* 膳食纤维5.1克
* 碳水化合物12.8克
* 胆固醇137毫克
* 热量308.7千卡

苦瓜咸蛋

材料

苦瓜	1/2根
咸鸭蛋	1/2个
蒜末	10克
水	100毫升
油	2小匙

调料

盐	1/2小匙

做法

1. 苦瓜洗净，切片，备用。
2. 热锅，加入油，放入咸蛋黄、蒜末炒香。
3. 锅中放入苦瓜片炒至半熟，再加入水炒至水分收干，最后加入盐拌炒至入味即可。

健康知识 咸蛋的胆固醇、盐分比较高，建议偶尔浅尝即可，如果当餐有吃咸蛋，另一个配菜建议以清爽的高纤维蔬菜为主。

破布籽炒山苏

材料

山苏	120克
破布籽	1大匙
蒜末	5克
油	1小匙
水	30~50毫升

调料

盐	1/4小匙

做法

① 山苏洗净，切段，备用。

② 热锅，加入油，放入蒜末爆香，再加入山苏炒至半熟。

③ 锅中加入破布籽与水拌炒至熟，起锅前加入盐调味即可。

健康知识

山苏含有高膳食纤维、丰富的维生素A、铁质、钙质，是相当健康的养生野菜，与已经有咸味的破布籽拌炒，可以减少盐的用量，甚至不用添加。

* 脂肪5.2克
* 蛋白质3.8克
* 膳食纤维3.7克
* 碳水化合物6.1克
* 胆固醇0毫克
* 热量80.1千卡

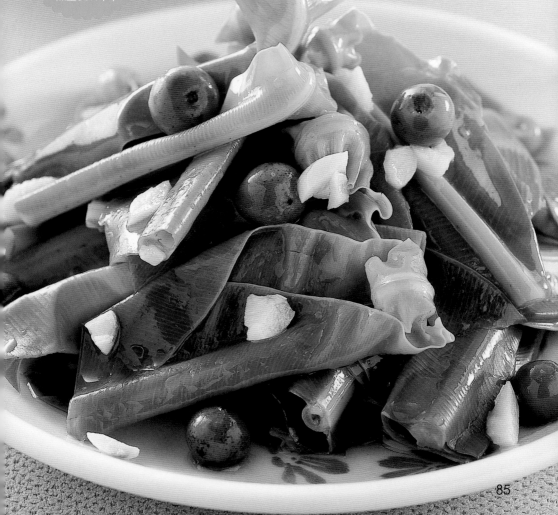

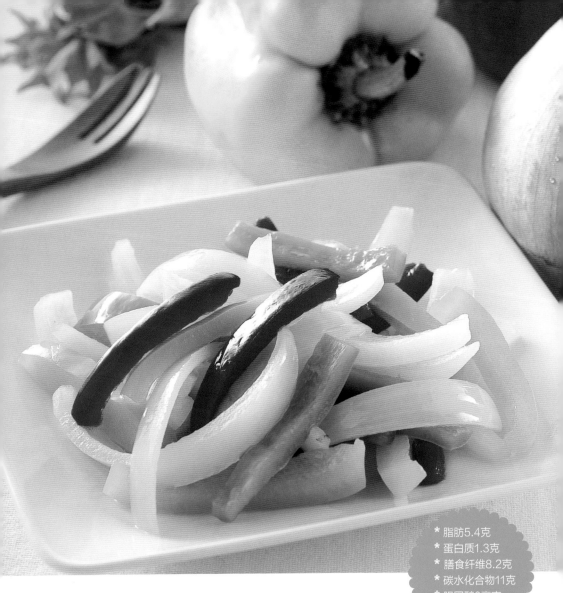

* 脂肪5.4克
* 蛋白质1.3克
* 膳食纤维8.2克
* 碳水化合物11克
* 胆固醇0毫克
* 热量94.9千卡

洋葱炒彩椒

材料

洋葱	50克
红甜椒	40克
黄甜椒	40克
青椒	30克
油	1小匙
水	30毫升

调料

盐	1小匙

做法

1. 将洋葱、红甜椒、黄甜椒、青椒洗净，切丝，备用。
2. 热锅，加入油，放入洋葱、红甜椒、黄甜椒、青椒，拌炒至微软。
3. 锅中加入水，煮至收干，再加入盐翻炒至入味即可。

健康知识

甜椒类跟洋葱的营养相当丰富，也都被列为抗癌养生的好食材，丰富的膳食纤维可稳定血糖值，也有助于降低血液黏稠度，对于糖尿病患者相当有益。

蒜香豇豆

材料

长豇豆	120克
蒜片	10克
水	100毫升
油	1/2小匙

调料

盐	1/2小匙
酱油	1/2小匙

做法

1. 将长豇豆洗净，切段，备用。

2. 热锅，加入油，放入蒜片爆香，加入长豇豆段略为拌炒，再加入水。

3. 待水收干，加入调料拌炒均匀即可。

> **健康知识**　长豇豆跟菜豆一样是蔬菜类里面含有较高膳食纤维的蔬菜，也可以取代绿叶蔬菜来搭配在膳食中，供年长者食用应稍微加多一点水焖煮。

* 脂肪2.5克
* 蛋白质2.6克
* 膳食纤维3.4克
* 碳水化合物7.3克
* 胆固醇0毫克
* 热量61千卡

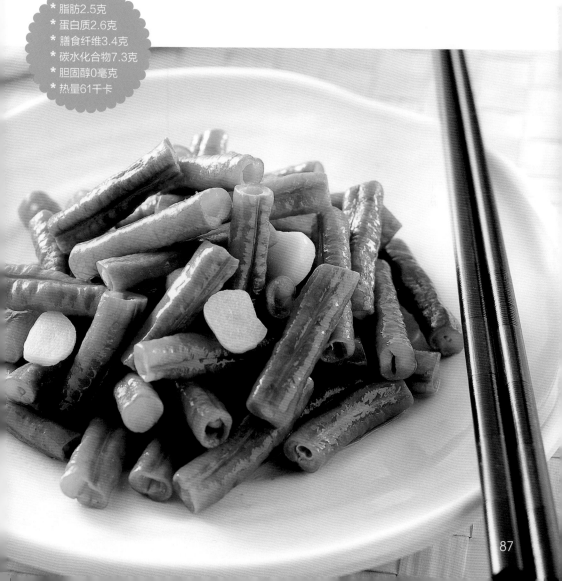

开阳白菜

🍲 材料

干香菇	2朵
虾米	1小匙
大白菜	1/2棵（300克）
葱段	15克
油	1大匙
水	200毫升

🍶 调料

盐	1/2小匙
酱油	1小匙

📋 做法

1. 大白菜洗净，切段；干香菇洗净，泡软切丝；虾米洗净，泡入200毫升的水中至软，捞出沥干水分，虾米水留着，备用。

2. 热锅，加入1/2大匙的油，放入虾米和香菇丝炒香，再放入1/2大匙的油和大白菜略炒，加入虾米水。

3. 焖煮约15～20分钟，加入调料、葱段拌炒均匀，即可起锅。

健康知识

大白菜又名包心白菜，属十字花科植物，含微量的异硫氰酸盐与碘，除了是抗癌植物，也可增强甲状腺之功能，但甲状腺亢进者，食用需适量。

* 脂肪6.2克
* 蛋白质8.3克
* 膳食纤维5.8克
* 碳水化合物13克
* 胆固醇32.3毫克
* 热量140千卡

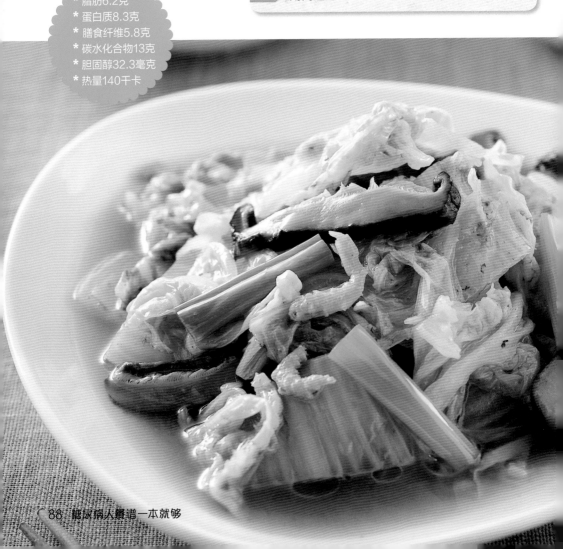

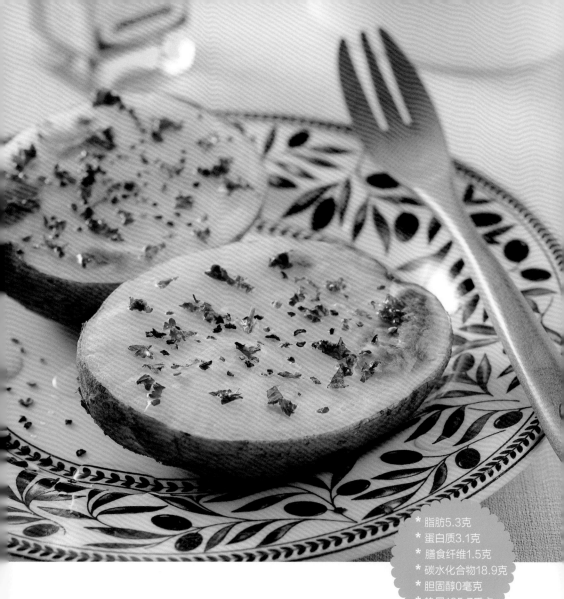

* 脂肪5.3克
* 蛋白质3.1克
* 膳食纤维1.5克
* 碳水化合物18.9克
* 胆固醇0毫克
* 热量135.7千卡

烤土豆

材料

土豆　　　　1个
芹菜碎　　　5克
蒜末　　　　适量

调料

橄榄油　　　1小匙
黑胡椒粒　　3.5克

做法

1. 将土豆带皮洗净，对切，放入电饭锅蒸熟。
2. 将土豆取出，抹上橄榄油、撒上芹菜碎、蒜末、黑胡椒粒，放进预热过的烤箱，烤至上色即可。

健康知识　　　确认土豆的芽眼清除干净，外皮也不是绿色的，就可以带皮吃。千万不要买到绿皮土豆，即使已经削去外皮，还是会有过敏反应，如皮肤发痒。

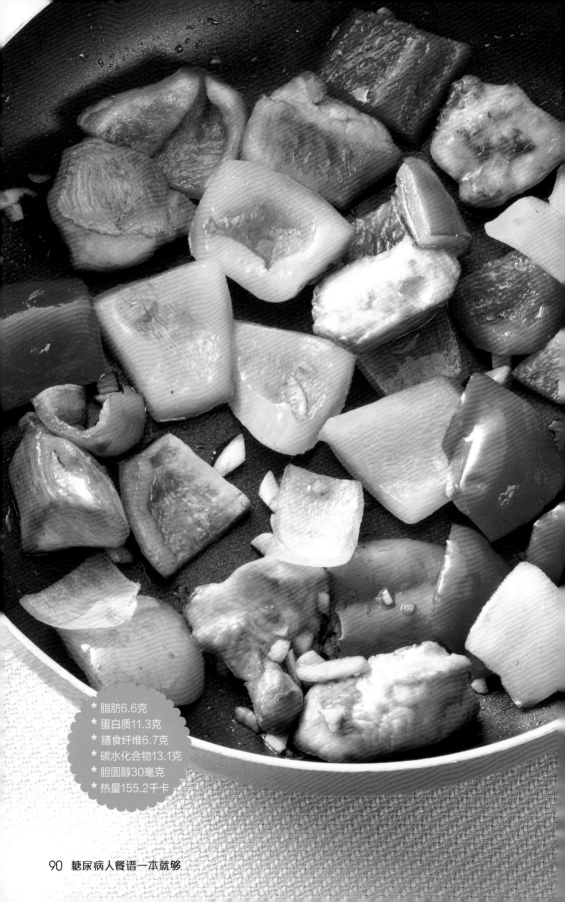

* 脂肪6.6克
* 蛋白质11.3克
* 膳食纤维6.7克
* 碳水化合物13.1克
* 胆固醇30毫克
* 热量155.2千卡

三色椒烤肉

材料

红甜椒	1/2个
黄甜椒	1/2个
青椒	1/2个
洋葱	25克
鸡胸肉	50克
蒜末	5克

调料

酱油	1小匙
葡萄籽油	1/2小匙

做法

❶ 红甜椒、黄甜椒、青椒洗净，切片；鸡胸肉洗净，切丁；洋葱洗净切片，备用。

❷ 将鸡丁放入滚水中略为汆烫，用1/2小匙酱油抓捏均匀。

❸ 将椒类、洋葱片和鸡丁放入预热过的烤箱中，烤约10分钟至熟，放入葡萄籽油和蒜末拌匀即可。

美味关键　肉类用烤的方式，可以逼出本身的油脂，更可减少很多调味品的使用。如果再撒上黑胡椒跟意式综合香料，加极少量的盐，更能显出食物原始美味。

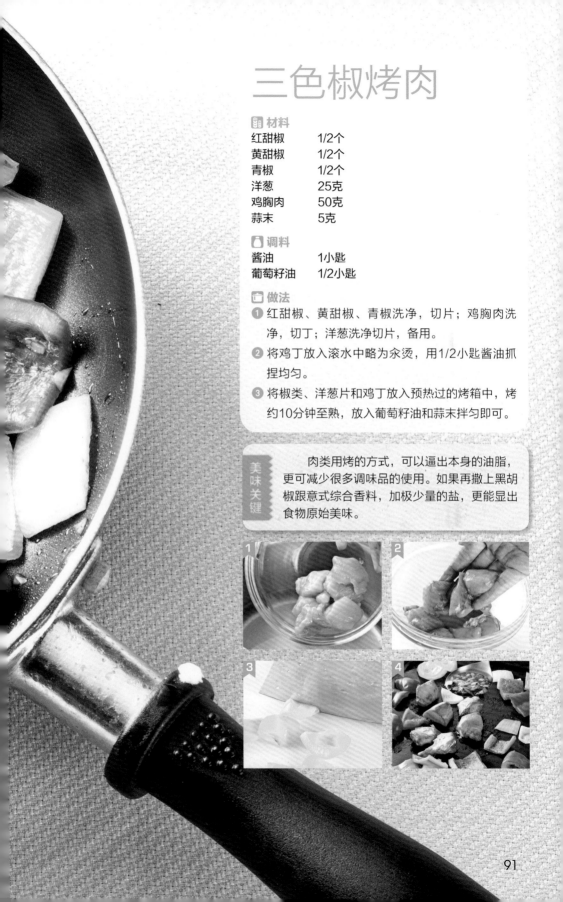

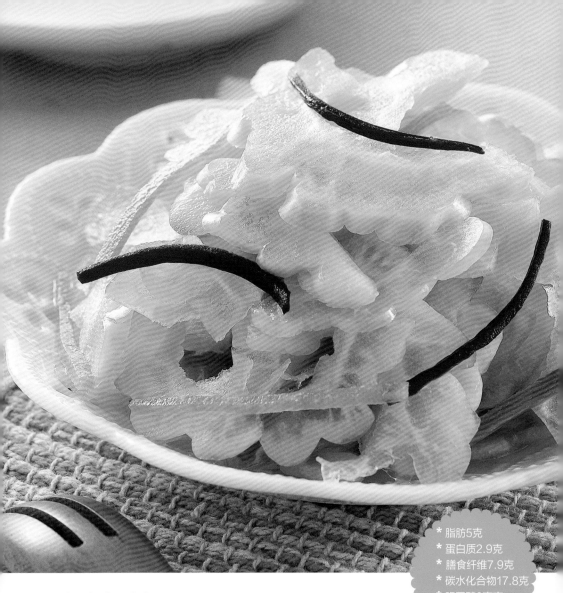

* 脂肪5克
* 蛋白质2.9克
* 膳食纤维7.9克
* 碳水化合物17.8克
* 胆固醇0毫克
* 热量125千卡

凉拌苦瓜

🍲 材料

绿苦瓜	1/2根
胡萝卜	1/3根
红辣椒丝	10克
蒜末	5克
姜末	5克

🧂 调料

盐	1小匙
冰糖	1/2小匙
醋	1小匙
香油	1小匙

🍴 做法

1. 绿苦瓜洗净，切片；胡萝卜洗净去皮，切丝，备用。
2. 将苦瓜片与胡萝卜丝泡入冰水中冰镇，备用。
3. 将所有材料和所有调料拌匀，即可食用。

健康知识 苦瓜表面的瘤粒越小就越苦，绿苦瓜比白苦瓜苦，因为接受日晒，绿苦瓜的类黄酮（抗氧化物）比白苦瓜高，属性偏凉，女性在经期之间与前后应避免食用过多。

姜丝炒木耳

材料

黑木耳	100克
姜丝	20克
红辣椒丝	10克
油	2小匙
水	50毫升~100毫升

调料

酱油	1小匙
盐	1/2小匙

* 脂肪10.2克
* 蛋白质1.1克
* 膳食纤维7.7克
* 碳水化合物9克
* 胆固醇0毫克
* 热量129.2千卡

做法

1. 黑木耳洗净，切片，备用。

2. 热锅，加入油，放入姜丝爆香，再放入黑木耳片、盐炒约3~5分钟。

3. 锅中加入水，煮至水收干再加入酱油、红辣椒丝拌炒均匀，即可起锅。

健康知识 　　黑木耳的膳食纤维很高，有促进血液循环、降血脂功效，因此市场上造成黑木耳汁的热销，但其实黑木耳汁的成分当中，糖水高于黑木耳非常多。

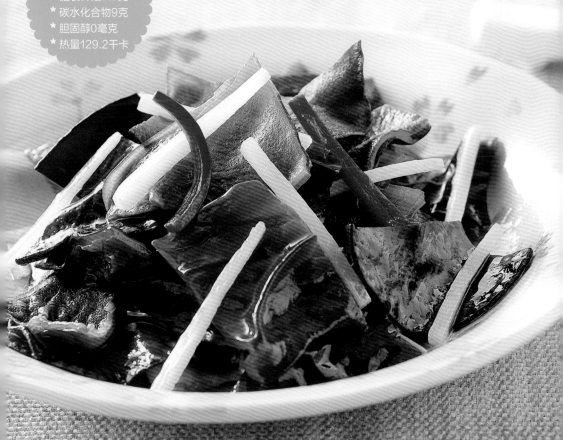

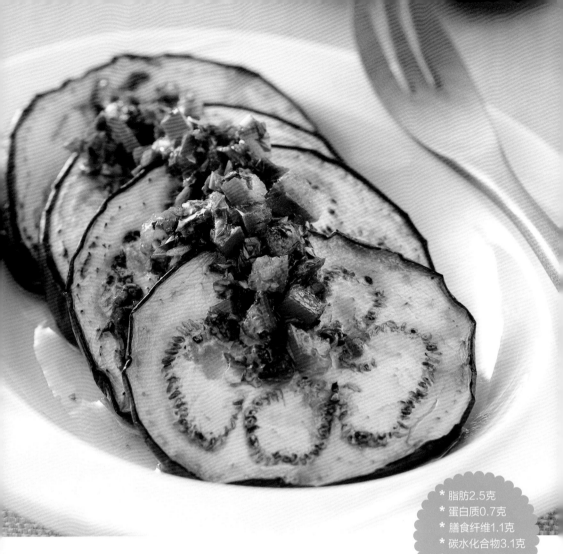

烤茄子

* 脂肪2.5克
* 蛋白质0.7克
* 膳食纤维1.1克
* 碳水化合物3.1克
* 胆固醇0毫克
* 热量36.8千卡

材料

圆茄子	10片
罗勒末	少许
蒜片	10克
番茄丁	10克
油	1/2小匙

调料

盐	1/3小匙
黑胡椒粒	少许
油醋酱	1/2小匙

做法

1. 将茄子洗净，切约0.5厘米薄片，备用。
2. 热锅，加入油，放入蒜片煎至金黄，撒上盐，取出放于茄子片上，放入预热过的烤箱中烤约5分钟至茄子上色，取出。
3. 茄子上再撒上罗勒末和黑胡椒粒，再放入烤箱烤3分钟，放上番茄丁即可，可搭配油醋酱食用。

健康知识　　茄子是非常好的抗氧化蔬菜，外皮含有花青素，能帮助清除自由基、稳定细胞膜构造，以保护血管内皮细胞，维护血管壁的完整性。

毛豆炒玉米

材料

毛豆　　50克
玉米　　50克
蒜　　　5克
油　　　1小匙
水　　　100毫升

调料

盐　　　1/2小匙

做法

1. 热锅，加入油，放入蒜末爆香，再放入毛豆略为拌炒，加入水至收干。
2. 锅中加入玉米粒拌炒，加入盐炒至入味后即可起锅。

> **健康知识**
> 毛豆的蛋白质、膳食纤维含量非常丰富，远高于淀粉类、蔬菜类食物，营养价值高，又是零胆固醇的食材，可以用来取代肉类，既高纤又低脂。

* 脂肪7.6克
* 蛋白质8.8克
* 膳食纤维7.1克
* 碳水化合物16.1克
* 胆固醇0毫克
* 热量163.9千卡

豆皮炒芹菜

材料

豆皮	50克
芹菜	60克
油	1/2小匙

调料

盐	1/2小匙

做法

1. 将芹菜洗净，切段；豆皮放入滚水中略为汆烫，切段，备用。
2. 热锅，加入油，放入芹菜段，拌炒至熟，再放入豆皮略炒，并加入盐调味即可。

健康知识

芹菜有丰富膳食纤维跟钾，血压较高的人可以多摄食，其实芹菜的叶子养分比经常食用的茎部还高，和大头菜、萝卜叶子一样都是营养丰富的菜叶。

* 脂肪18.5克
* 蛋白质14克
* 膳食纤维1.2克
* 碳水化合物5.1克
* 胆固醇0毫克
* 热量242.5千卡

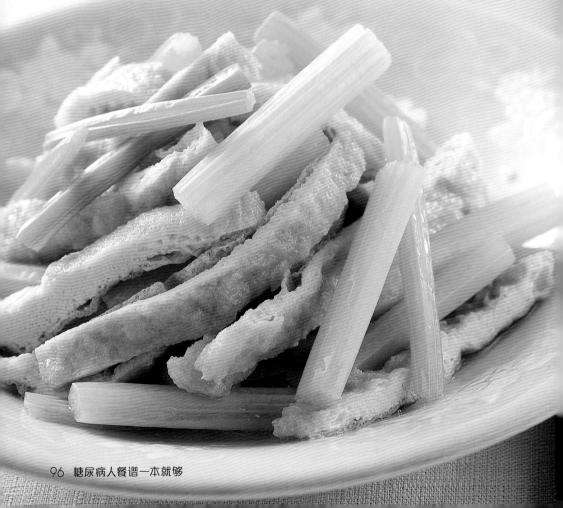

番茄豆腐

材料

番茄	60克
老豆腐	100克
葱花	5克
蒜末	5克
油	1小匙
水	200毫升

调料

盐	1/2小匙
冰糖	1/5小匙

* 脂肪8.5克
* 蛋白质10.3克
* 膳食纤维2.4克
* 碳水化合物16.4克
* 胆固醇0毫克
* 热量173.4千卡

做法

1. 老豆腐洗净，切块；番茄洗净，切块，备用。

2. 热锅，加入油，放入蒜末爆香，再放入豆腐块、番茄块和水拌炒。

3. 加入水，待水收干约一半量，加入调料和葱花拌炒均匀即可。

健康知识　　番茄含榖胱甘肽，可抑制酪氨酸酶活性，使皮肤沉淀色素减退，减少老人斑；协助降低同半胱氨酸在体内的浓度，从而降低心血管疾病的发生。

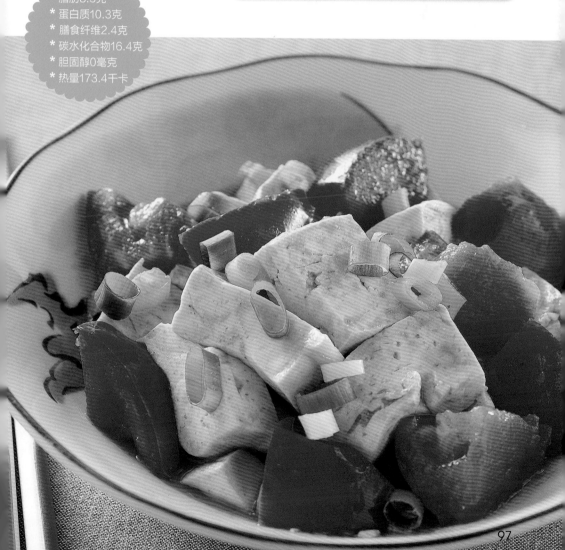

番茄杏鲍菇

材料

番茄	150克
杏鲍菇	2朵
水	50毫升
蒜末	适量
油	1/2小匙

调料

盐	1/2小匙
酱油	小匙

做法

1. 番茄洗净，切块；杏鲍菇洗净，切块，备用。
2. 热锅，放入油，加入杏鲍菇拌炒，再加入水。
3. 待水收干，加入番茄块拌炒，最后加入调料拌炒至匀即可。

健康知识

番茄中丰富的茄红素有多重功能，如抗氧化作用、抗癌、使癌细胞凋亡、抑制癌细胞分裂等，多吃番茄可以降低摄护腺癌、胃癌、乳癌的发生率。

* 脂肪2.5克
* 蛋白质4.9克
* 膳食纤维5.4克
* 碳水化合物18.2克
* 胆固醇0毫克
* 热量110千卡

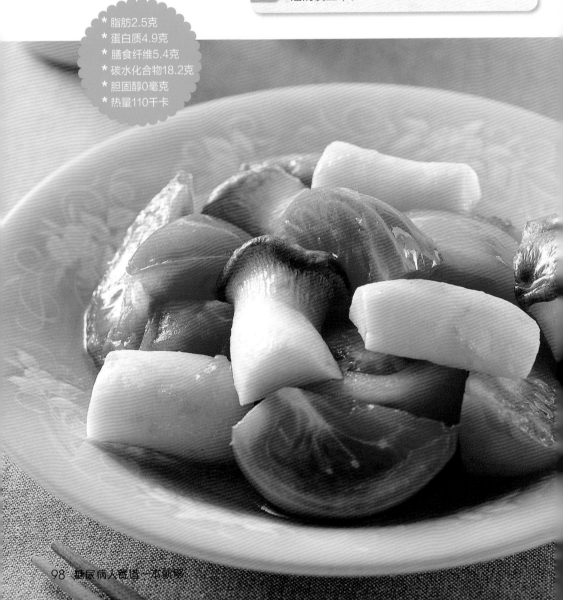

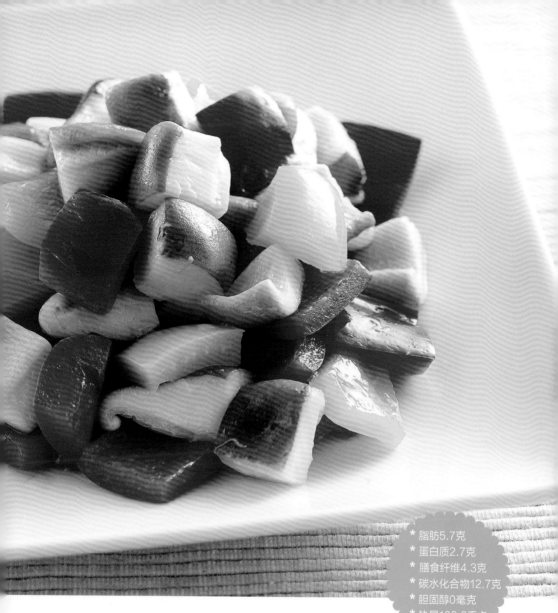

* 脂肪5.7克
* 蛋白质2.7克
* 膳食纤维4.3克
* 碳水化合物12.7克
* 胆固醇0毫克
* 热量106.6千卡

香菇炒彩椒丁

材料

红甜椒	70克
黄甜椒	70克
鲜香菇	50克
油	1小匙
水	50毫升

调料

| 盐 | 1小匙 |

做法

① 将红甜椒、黄甜椒、鲜香菇洗净，切大丁，备用。

② 热锅，加入油，放入所有材料略为拌炒，再加入水至收干，之后再加入盐炒至入味即可。

健康知识

挑选香菇要选边缘微内卷，菇表面为茶褐色，里面的菌褶完整且浅黄色，具微香味者为佳。

鲜蔬炒菇

材料
珊瑚菇	50克
柳松菇	40克
小黄瓜	80克
胡萝卜	20克
油	1小匙

调料
盐	1/2小匙
白胡椒粉	1/3小匙

* 脂肪5.5克
* 蛋白质4.8克
* 膳食纤维2.7克
* 碳水化合物8.7克
* 胆固醇0毫克
* 热量95.6千卡

做法
1. 珊瑚菇、柳松菇洗净去蒂，放入沸水中略为汆烫；小黄瓜洗净，切丝；胡萝卜洗净去皮，切丝，备用。
2. 热锅，加入油，放入胡萝卜丝略为拌炒，再加入小黄瓜丝。
3. 锅中加入珊瑚菇、柳松菇和所有调料，翻炒至入味即可。

健康知识　菇类的膳食纤维中非水溶性纤维占较大比例，非水溶性纤维能减少胆酸被小肠的再吸收，故可增加脂肪和胆固醇的代谢，同时降低坏的胆固醇(LDL)，增加好的胆固醇(HDL)。

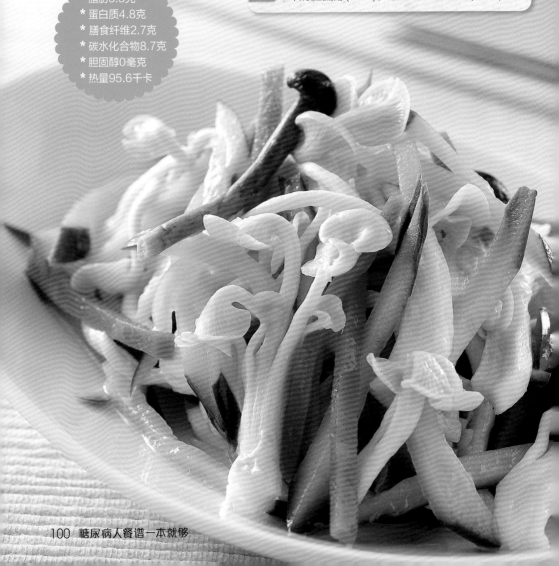

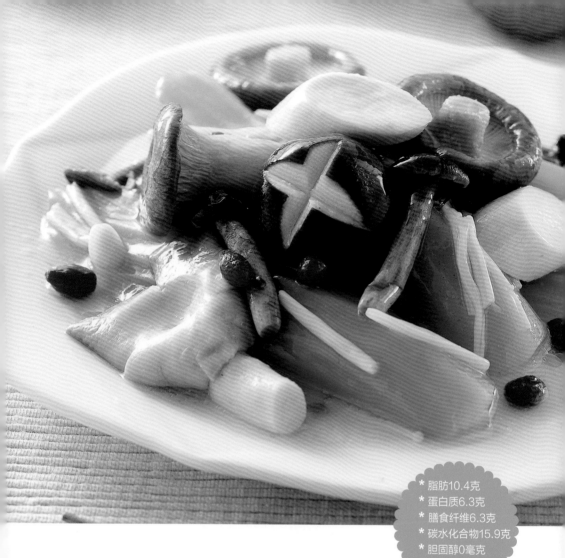

* 脂肪10.4克
* 蛋白质6.3克
* 膳食纤维6.3克
* 碳水化合物15.9克
* 胆固醇0毫克
* 热量171.9千卡

五菇烩芥菜

材料

柳松菇	20克
杏鲍菇	50克
鲜香菇	50克
金针菇	15克
秀珍菇	30克
芥菜	100克
姜丝	5克
枸杞	1/2大匙
油	2小匙
水	20毫升

调料

盐	1/2小匙

做法

1. 柳松菇、秀珍菇洗净；金针菇洗净，切小段；鲜香菇、杏鲍菇洗净，滚刀块；芥菜洗净，切斜片，备用。

2. 取锅，加入油后，放入芥菜片、姜丝拌炒，再加入鲜香菇块、杏鲍菇块略微拌炒。

3. 加入水和枸杞拌炒，最后加入柳松菇、金针菇、秀珍菇和盐拌炒入味即可。

健康知识　菇类除了低脂高纤高蛋白，其中独特的多糖体，更可提高免疫能力，有增强体力与抗衰老的作用。

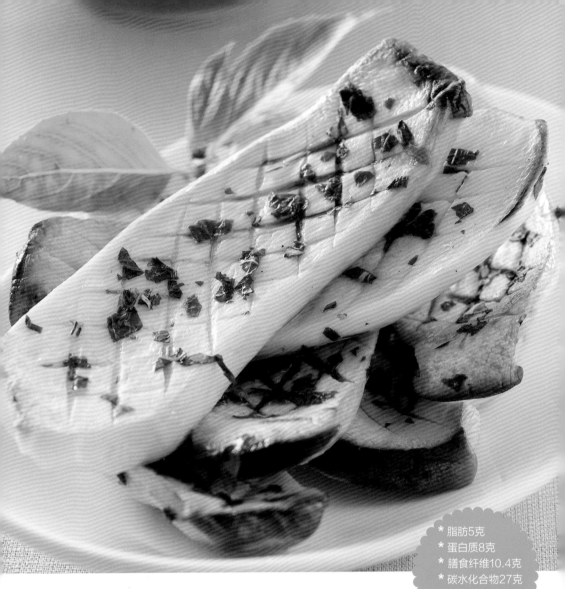

* 脂肪5克
* 蛋白质8克
* 膳食纤维10.4克
* 碳水化合物27克
* 胆固醇0毫克
* 热量185千卡

香煎杏鲍菇

材料

杏鲍菇	50克
罗勒碎	10克
蒜末	10克

调料

盐	1/2小匙
橄榄油	1小匙
黑胡椒	1小匙

做法

1. 将所有调料和罗勒碎、蒜末调匀成酱料，备用。
2. 杏鲍菇洗净，切薄片，在表面划刀，每片均匀涂抹上酱料。
3. 热锅，将做法2材料放入煎熟即可。

健康知识

利用平底锅，即使是煎炒的方式也可以减少油脂用量，甚至不用额外加油。若家里有烤箱，用烤箱来烹调菇类（杏鲍菇、香菇、金针菇等），做法也会更简单、省油更健康。

双炒香菇

材料

鲜香菇	35克
菜花	35克
西蓝花	35克
胡萝卜	15克
油	1小匙
水	200毫升

调料

盐	1/2小匙

做法

① 菜花、西蓝花洗净去外皮，切小朵，汆烫备用；鲜香菇、胡萝卜切斜薄片，汆烫备用。

② 热锅，放入油，加入香菇片、胡萝卜片炒到八分熟，再放入菜花和西蓝花拌炒。

③ 锅中加水拌炒至水分收干，最后加盐调味，拌炒均匀即可。

健康知识　十字花科的西蓝花含有许多抗氧化成分，可帮助分解致癌物与抑制癌细胞分裂生长。国外研究发现嫩茎营养素也比成熟的菜花高。清洗时要将花蕾部位轻微刷洗后用流水冲。

* 脂肪5.2克
* 蛋白质2.3克
* 膳食纤维1克
* 碳水化合物7.3克
* 胆固醇0毫克
* 热量78千卡

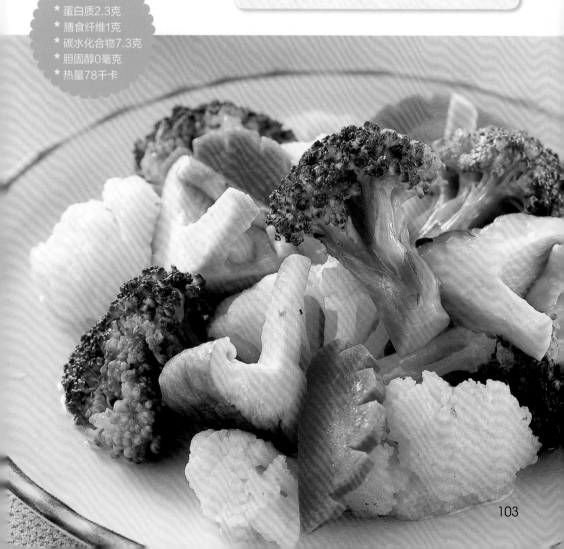

豆干炒青葱

材料

豆干　　8块（约150克）
葱　　　2根
油　　　1~2匙

调料

酱油　　1/2小匙
盐　　　1/2小匙

* 脂肪22克
* 蛋白质25克
* 膳食纤维5.3克
* 碳水化合物6.7克
* 胆固醇0毫克
* 热量323千卡

做法

① 豆干洗净，切片；葱切段，分为葱白和葱绿，备用。

② 热锅，加入油，放入葱白段和豆干片炒熟。

③ 锅中加入盐和青葱段拌炒，最后放酱油炒匀，即可起锅。

健康知识　　葱和洋葱、蒜一样含有挥发性硫化丙烯，可抑制消化道里的细菌，将硝酸盐转变成亚硝酸盐，有助健康，葱绿的营养也多，不要随便丢弃。

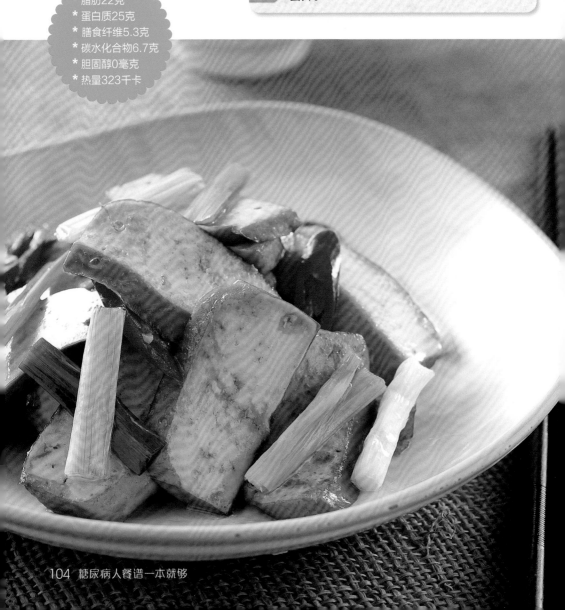

豆干炒雪菜

材料

豆干	100克
雪菜	120克
红辣椒圈	10克
油	1小匙

调料

盐	1/3小匙

* 脂肪13.7克
* 蛋白质19.3克
* 膳食纤维5.4克
* 碳水化合物9.9克
* 胆固醇0毫克
* 热量240千卡

做法

1. 豆干洗净，切丁；雪菜洗净泡水，沥干水分，切小段备用。
2. 热锅，加入油，放入豆干丁炒熟，再加盐略炒。
3. 锅中加入雪菜、红辣椒圈和盐拌炒入味即可。

健康知识　芥菜和萝卜叶都可以做成雪里红，以盐来腌制，因此入菜调味时盐不可放太多，除非是自制，否则建议要多清洗几次，洗去多余的盐分。

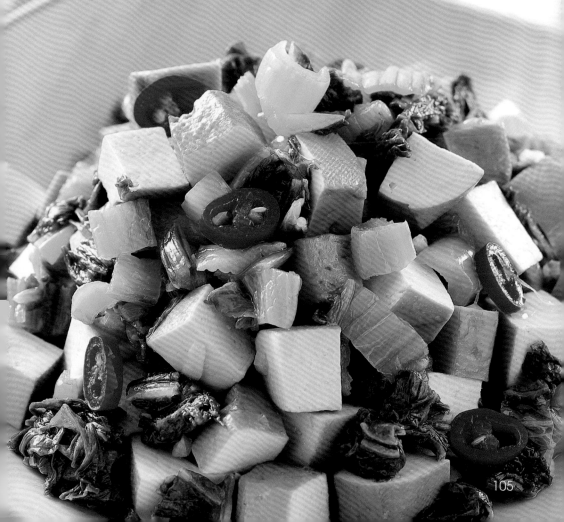

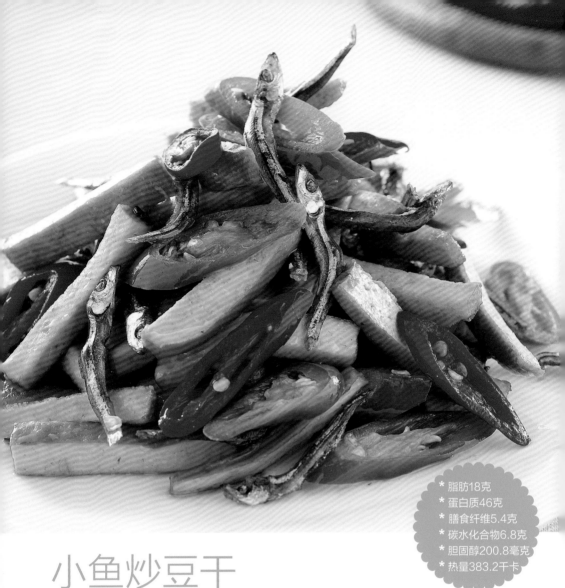

* 脂肪18克
* 蛋白质46克
* 膳食纤维5.4克
* 碳水化合物6.8克
* 胆固醇200.8毫克
* 热量383.2千卡

小鱼炒豆干

材料

豆干	8块（150克）
小鱼干	30克
红辣椒	1根
绿辣椒	2根
蒜末	适量
油	1小匙

调料

酱油	少许
盐	适量

做法

1. 豆干洗净，切片；红辣椒和绿辣椒洗净去籽，切片，备用。
2. 热锅，加入油，放入蒜末爆香，再放入豆干片和盐拌炒。
3. 锅中加入小鱼干、辣椒片略炒，最后加入酱油炒至入味即可。

健康知识

小鱼干虽然是维生素D跟钙质良好来源，但胆固醇含量不比蛋黄低，辣椒含维生素C跟辣椒素可刺激胃液分泌，提升新陈代谢，胃寒者和想减重者可多吃。

素卤豆泡

材料

豆泡	2片（60克）
胡萝卜丝	10克
香菜	少许
姜丝	5克
水	100毫升

调料

酱油	1/2小匙

做法

① 热锅，放入水、姜丝、胡萝卜、豆泡略煮。

② 锅中加入酱油，拌炒至水分微收干，撒上香菜即可。

健康知识

炒豆泡传统的做法是先炸过，营养师建议可以直接将豆泡切段后煎炒到微焦黄，油脂慢慢从锅边加入，就不会一下子煎到焦，也可减少油脂用量。

* 脂肪19克
* 蛋白质11.5克
* 膳食纤维1.5克
* 碳水化合物2.9克
* 胆固醇0毫克
* 热量228.6千卡

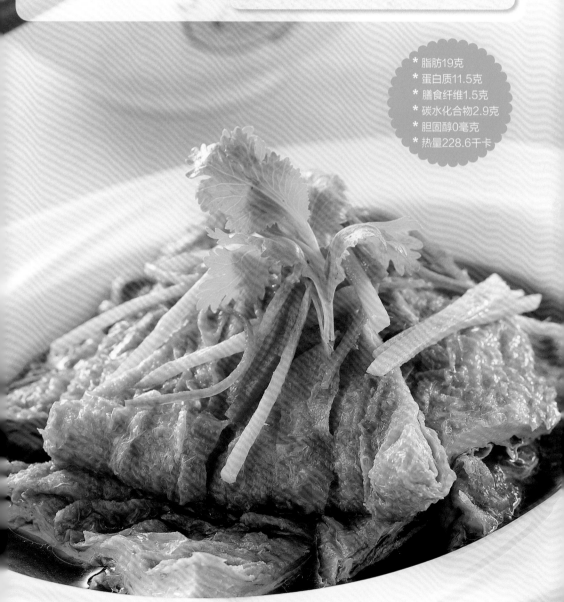

107

红烧豆腐

材料
老豆腐	200克
胡萝卜	20克
葱段	10克
水	100毫升
油	2小匙

调料
酱油	1/2大匙

做法
① 老豆腐洗净，切片；胡萝卜洗净去皮，切片，备用。

② 热锅，加入油，放入豆腐片煎至两面微黄，再放入胡萝卜片、水和酱油。

③ 待水收到微干时，放入葱段略拌炒即可起锅。

健康知识　传统豆腐的钙质含量比嫩豆腐还要来得高，因为传统豆腐以生石灰成型；加上压榨掉较多水分，口感也比较结实，有特殊的香味。

* 脂肪16克
* 蛋白质17克
* 膳食纤维1.7克
* 碳水化合物13.5克
* 胆固醇0毫克
* 热量266千卡

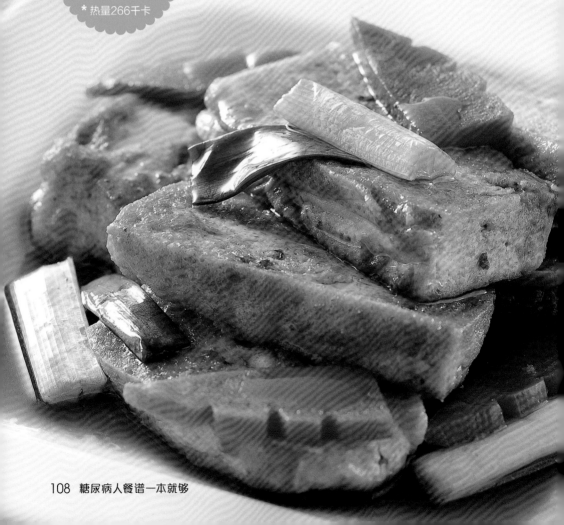

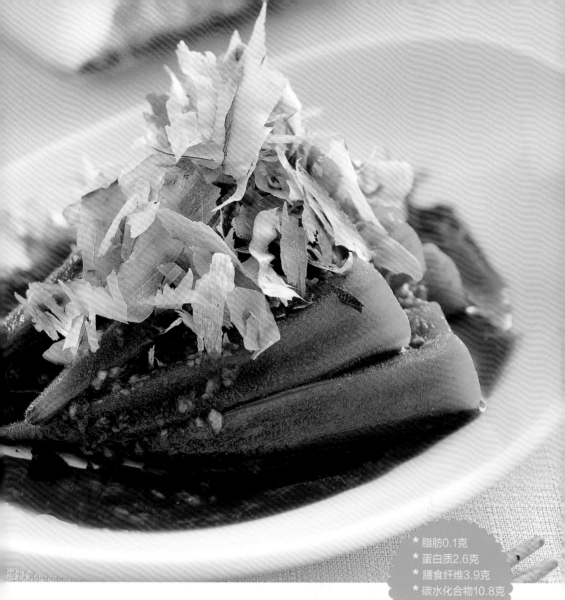

* 脂肪0.1克
* 蛋白质2.6克
* 膳食纤维3.9克
* 碳水化合物10.8克
* 胆固醇0毫克
* 热量51.5千卡

凉拌秋葵

材料

秋葵	12根
柴鱼片	少许
山药	20克

调料

酱油	1小匙

做法

① 山药洗净去皮，磨成泥，和酱油拌匀成酱汁，备用。

② 秋葵洗净去蒂，放入沸水中汆烫至熟，捞起沥干水分，摆入盘中，再淋上酱汁和柴鱼片即可。

健康知识　　　制作这道菜时，蘸酱可另外用小碟子盛装，以沾取的方式来食用，可以避免过度食用钠或油脂。如果使用酱油膏，可加些热水调和，以降低钠的摄取。

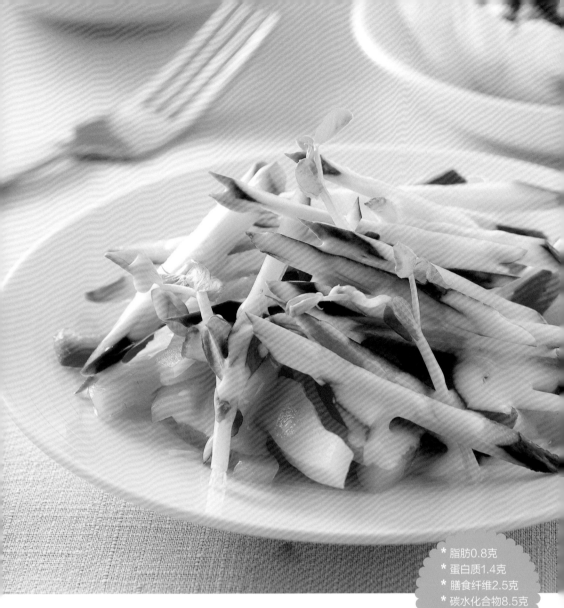

* 脂肪0.8克
* 蛋白质1.4克
* 膳食纤维2.5克
* 碳水化合物8.5克
* 胆固醇0毫克
* 热量41.9千卡

凉拌彩椒佐酸奶

材料

红甜椒	50克
黄甜椒	50克
小黄瓜	50克
绿豆苗	少许
酸奶	1大匙

调料

柠檬汁	1大匙
盐	1小匙

做法

① 将酸奶和所有调料调匀成酸奶酱，备用。

② 将红甜椒、黄甜椒、小黄瓜洗净，切条，放上绿豆苗，淋上酸奶酱即可。

健康知识

彩色的甜椒含β-胡萝卜素、维生素C，非常适合做成沙拉，可以增添色泽和甘甜风味，所含抗癌成分丰富。但钾的含量相对较高，低钾饮食者要注意食用量或用水略烫过。

凉拌寒天条

材料
寒天条　　　8克
小黄瓜丝　　60克
大头菜丝　　60克
红辣椒丝　　10克
蒜末　　　　10克
姜末　　　　10克

调料
柠檬汁　　　1/2大匙
盐　　　　　1/3小匙
冰糖　　　　1/4小匙
香油　　　　1/2小匙

做法
1. 寒天条切段，泡入温水中20～30分钟；小黄瓜、大头菜洗净切丝，用少许盐（份量外）抓软，备用。
2. 将蒜末、姜末和所有调料混合均匀，备用。
3. 将做法1所有材料和做法2的酱汁混匀即可食用，放入冰箱冷藏，风味更佳。

> **健康知识**
> "寒天"是洋菜的一种，来自红藻的细胞壁提炼而成的胶体，由于有吸水膨胀的作用可以增加饱足感，减少多余热量摄取。

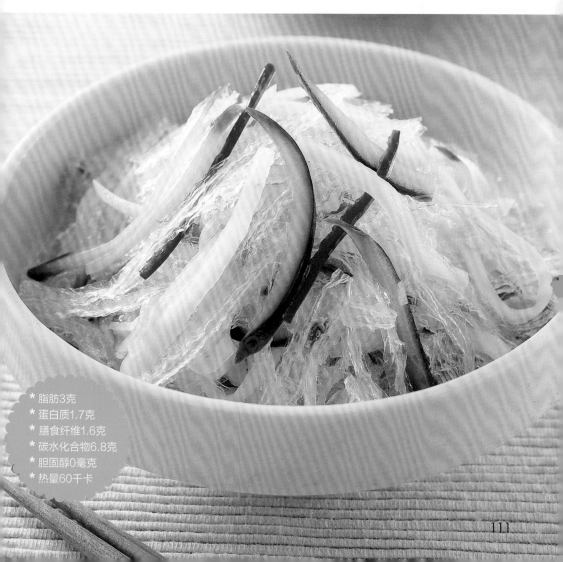

* 脂肪3克
* 蛋白质1.7克
* 膳食纤维1.6克
* 碳水化合物6.8克
* 胆固醇0毫克
* 热量60千卡

海带芽沙拉

材料
干海带芽	2克
山药丝	40克
紫洋葱细丝	20克
苹果条	30克
萝蔓	3~5片

调料
有机苹果醋	1小匙
百香果汁	1/2小匙
冰糖	1/2小匙

做法
1. 将干海带芽放入开水中泡发，取出沥干水分，泡入苹果醋中15分钟，备用。
2. 将萝蔓洗净切段，铺于盘底，摆上山药丝和紫洋葱丝。
3. 盘中放上海带芽，淋上调匀的酱汁即可食用。

健康知识

炎炎夏日来盘清爽的沙拉可以让人恢复食欲，酱汁建议用油醋酱或和风酱，比千岛酱或美乃滋来得更健康又不用担心热量。

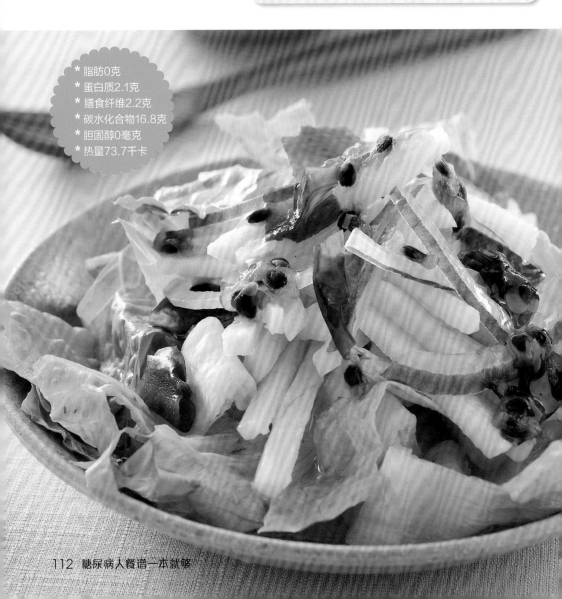

* 脂肪0克
* 蛋白质2.1克
* 膳食纤维2.2克
* 碳水化合物16.8克
* 胆固醇0毫克
* 热量73.7千卡

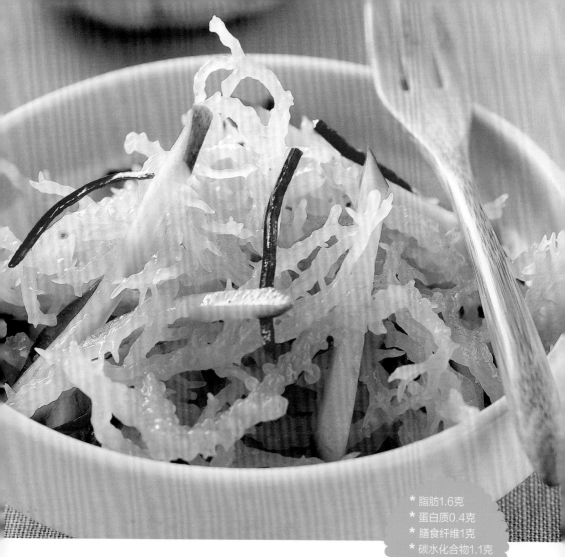

* 脂肪1.6克
* 蛋白质0.4克
* 膳食纤维1克
* 碳水化合物1.1克
* 胆固醇0毫克
* 热量20.8千卡

凉拌珊瑚草

材料

珊瑚草	40克
小黄瓜	40克
红辣椒丝	5克
蒜末	5克
姜末	5克

调料

盐	1/2小匙
香油	1/3小匙

做法

1. 将珊瑚草洗净，泡冷水至膨胀，用热开水迅速冲过，放凉备用。
2. 小黄瓜洗净切丝，用1/4小匙盐（份量外）揉捏过，备用。
3. 将做法1、2的材料、红辣椒丝、蒜末、姜末和所有调料充分拌匀即可。

健康知识

珊瑚草含有大量胶原蛋白、丰富矿物质等，属凉性，体质较寒的人不要常吃，或可与红枣搭配，也可以用银耳来取代。

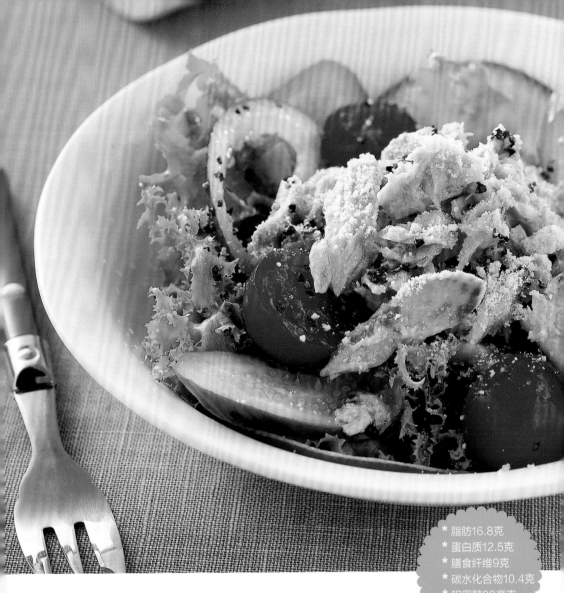

* 脂肪16.8克
* 蛋白质12.5克
* 膳食纤维9克
* 碳水化合物10.4克
* 胆固醇89毫克
* 热量243.5千卡

鲜蔬沙拉

材料

菊苣	40克
紫洋葱丝	10克
番茄丁	30克
小黄瓜片	20克
水渍鲔鱼	罐头1/2罐
起司末	10克

调料

法式油醋酱	1大匙
黑胡椒粒	少许

做法

1. 菊苣洗净，撕成片状，放入盘中，再放入紫洋葱丝、番茄丁和小黄瓜片。

2. 盘中放上鲔鱼并撒上起司末，食用前淋上法式油醋酱、撒上黑胡椒粒即可。

健康知识　　"地中海饮食"通常以橄榄油、坚果、全谷类、水果、海鲜等食材，符合"高纤、高钙、抗氧化"的概念，这样的饮食风行于欧洲沿海国家而闻名。

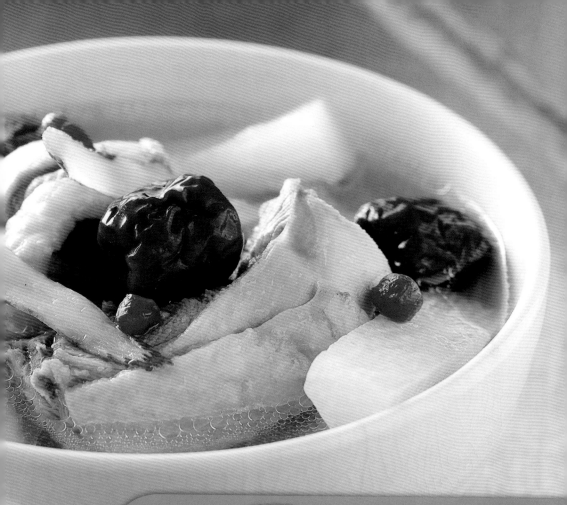

PART 4

美味汤品，
多点变化更丰盛！

有些人吃完饭习惯喝上一碗汤，接下来介绍10道糖尿病患也能喝的汤品，主打食材健康与少盐少油的特质，对改善糖尿病也相当有益处。

煮好汤Q&A

Q 熬汤到底要大火法还是小火法？

A 大火法（常用大火与中火）最为简单，通常用来熬煮骨髓、大骨，煮出来的汤多为乳白色。以大火熬煮材料时，如果味道不够，也可以直接放些肉一起熬煮来增味。小火法则适合用来烹煮清澈的汤头，而重点则是需要配合食材熬煮。另外还有一种煎煮法，常用来熬煮鲜鱼浓汤，特点是熬汤前要先将食材下炒锅炸过，再加上葱蒜配料一起煮，虽然比较麻烦，但可以有效去除腥味，还能让汤头有一种特殊的香气。

Q 用什么锅具熬汤比较好？

A 熬汤时最好使用陶锅、土锅这类散热均匀的容器，因为这样最能使高汤保留住材料的原味。如果没有陶锅、土锅，则可使用不锈钢锅。铝锅则不建议选择，因为它在长时间熬煮的过程中，可能会产生有害人体的化学物质，所以以最好少用。

Q 怎么判断汤头的好坏？

A 检验汤头好坏的主要方法是"尝味道"。不论清汤还是浓汤，味道一定要足、要浓厚；至于要放多少量的材料，则要看个人对汤味的要求与经验了。如果是熬煮清汤，汤色的清澈度也是检验的指标之一，一般越清越纯越好。熬汤的材料越丰富，煮出的成品越令人满意。不过要注意的是，若汤料已经煮至无味要立即捞起，以免破坏整锅汤的味道。

Q 煮汤时水量不够怎么办？

A 有些人在煮汤的过程中发现水量不够，这时并不适合另外再加水，因为材料在热水滚沸时会逐渐释放出其所含的营养素，如果这时倒入冷水，锅中温度下降，汤品的味道也会改变，更会让汤变得混浊。如果非加水不可，也只能加热开水，不要加冷水。

Q 煮汤时火越大越好吗？

A 通常熬煮的汤头不会一次用完，如果留到隔天使用，前一夜的保存方式就相当重要。在不放入冰箱冷藏的情况下，要先用小火把汤煮至滚沸，再将汤面上的浮杂捞除，最后盖上锅盖。记得不可以全盖，要留一些小缝隙通风，这样可保证汤品不会变质。不过煮好的汤品不宜存放过久，放在冰箱冷藏最多不可超过一星期。

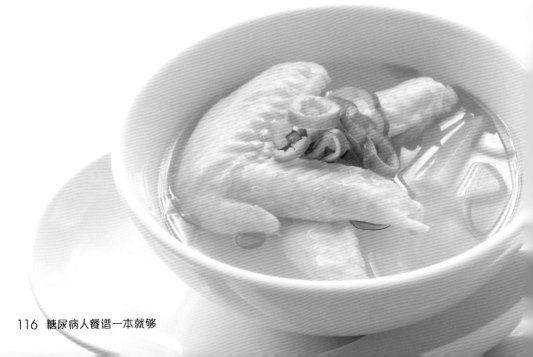

香菇竹笋鸡汤

材料
干香菇	5朵
笋块	80克
鸡腿肉	1只
姜片	适量
水	800毫升

调料
盐	1小匙

做法
1. 鸡腿洗净，放入沸水中略汆烫，取出切块。
2. 干香菇洗净，泡水至软，切块，泡香菇水可留着备用。
3. 将水放入锅中，再放入鸡腿块、香菇块、笋块、香菇水和水一起入锅煮至鸡肉熟透，最后加入盐调味即可。

健康知识

竹笋是高纤食材，多吃有助纤维质摄取，但食道静脉曲张患者不建议过度食用。绿竹笋买来若不立刻烹煮，建议在底部抹盐，并放入冰箱保存即可。

* 脂肪6克
* 蛋白质14克
* 膳食纤维3克
* 碳水化合物5克
* 胆固醇64毫克
* 热量130千卡

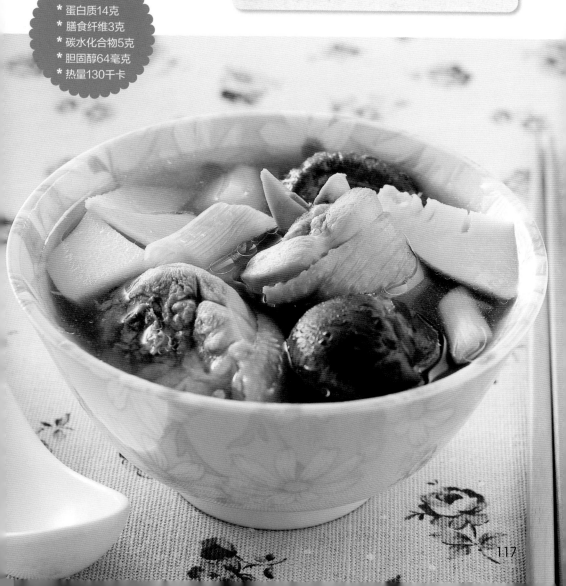

山药鸡汤

材料

山药块	60克
鸡腿	1支
红枣	8颗
枸杞	1小匙
黄芪	5片
水	800毫升

调料

盐	1小匙

做法

① 鸡腿洗净，放入沸水中略汆烫，取出切块，备用。

② 将红枣、枸杞、黄芪洗净，沥干水分，备用。

③ 将水、鸡腿块和中药材放入锅中煮约25分钟至鸡肉熟透。

④ 锅中放入山药块和盐，煮约5分钟即可。

健康知识　山药中的黏多糖，可增加身体免疫细胞活性，以及甘露糖（水溶性纤维）适合糖尿病患或减重者食用，特有植物荷尔蒙有助维持身体机能。

* 脂肪6克
* 蛋白质14克
* 膳食纤维0.9克
* 碳水化合物11克
* 胆固醇64毫克
* 热量155千卡

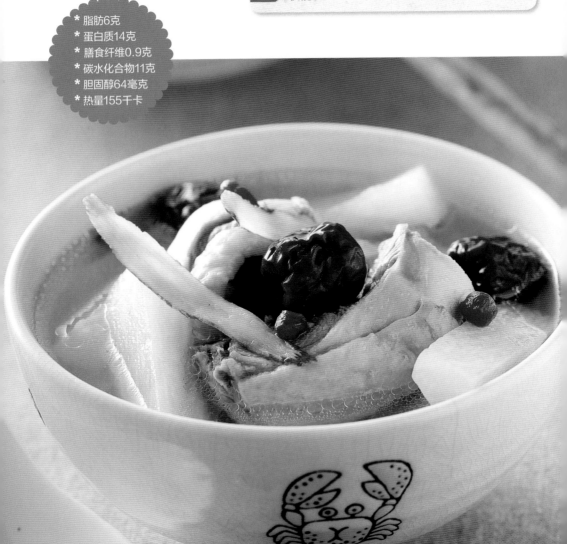

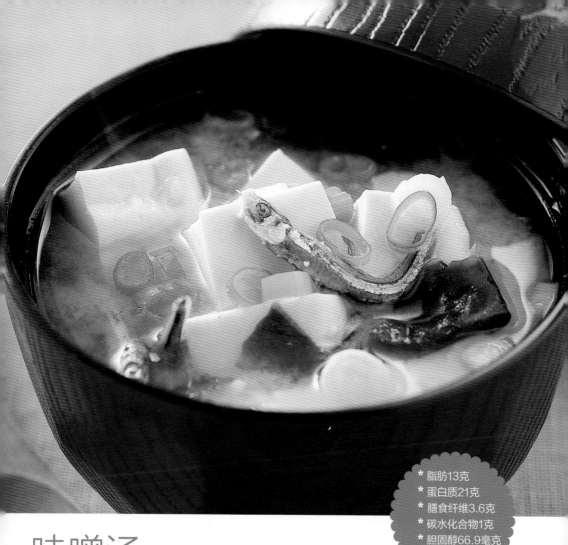

* 脂肪13克
* 蛋白质21克
* 膳食纤维3.6克
* 碳水化合物1克
* 胆固醇66.9毫克
* 热量210千卡

味噌汤

材料

板豆腐	150克
葱花	10克
干海带芽	8克
丁香鱼	10克
水	500毫升

调料

味噌	30克

做法

1. 丁香鱼洗净；干海带芽放入开水中泡发；板豆腐洗净，切丁，备用。

2. 味噌加少许热水调匀，备用。

3. 锅中加水，再放入豆腐丁、丁香鱼至煮沸，再放入味噌煮匀，最后放入海带芽和葱花略煮即可。

健康知识　味噌含有对消化吸收有帮助的酵素，不但帮助消化也增强活力，日本人也把味噌汤当作一天活力的起点，经常使用计算机的人可以多将味噌入菜。

莲藕排骨汤

材料
莲藕	60克
排骨	50克
姜片	5片
水	1000毫升

调料
盐	1小匙

做法
1. 排骨放入沸水中略为氽烫，备用。
2. 莲藕洗净去皮，切片，备用。
3. 将水放入电饭锅内锅中，再放入排骨、莲藕片、盐和姜片，外锅加3～4杯水，按下开关蒸至开关跳起即可。

健康知识
大排骨的胆固醇比小排骨略低一些，如果希望减少脂肪量的摄取采买时可以挑瘦一点的部位，烹煮前用滚水烫过也可减少油脂与去除腥肉味。

* 脂肪5克
* 蛋白质8克
* 膳食纤维2克
* 碳水化合物9克
* 胆固醇38.9毫克
* 热量117千卡

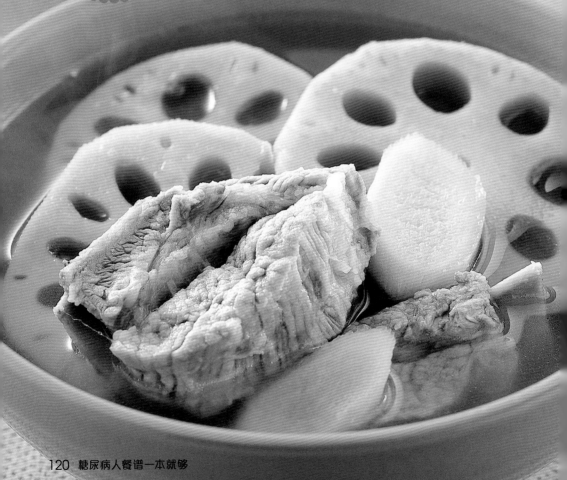

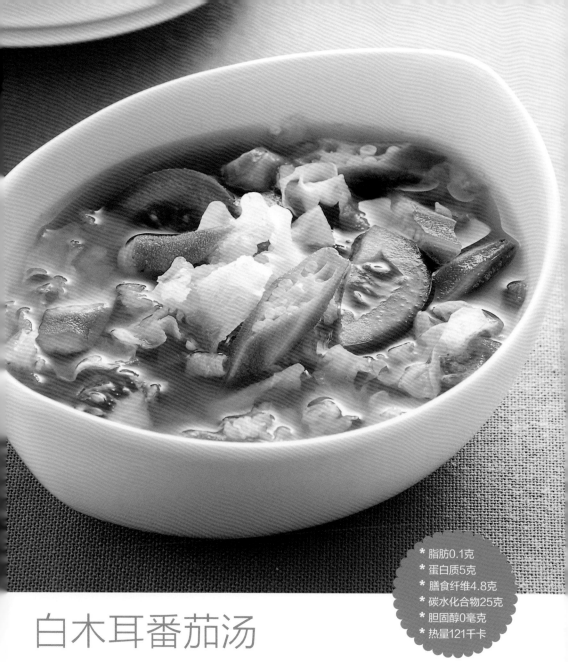

* 脂肪0.1克
* 蛋白质5克
* 膳食纤维4.8克
* 碳水化合物25克
* 胆固醇0毫克
* 热量121千卡

白木耳番茄汤

材料

番茄	4个
秋葵	3支
白木耳	6朵
水	500毫升

调料

盐	1/5小匙
酱油	1/2小匙

做法

1. 白木耳丝切段，番茄切片，秋葵切斜片。
2. 锅内加水先放入白木耳煮沸，再放入其他材料煮沸、加盐调味。

健康知识

　　要更健康更有活力，每天都要补充各种不同颜色的蔬果就对了，除了膳食纤维可以让排便更顺畅，也增加补充各种不同抗氧化功能的植化素。

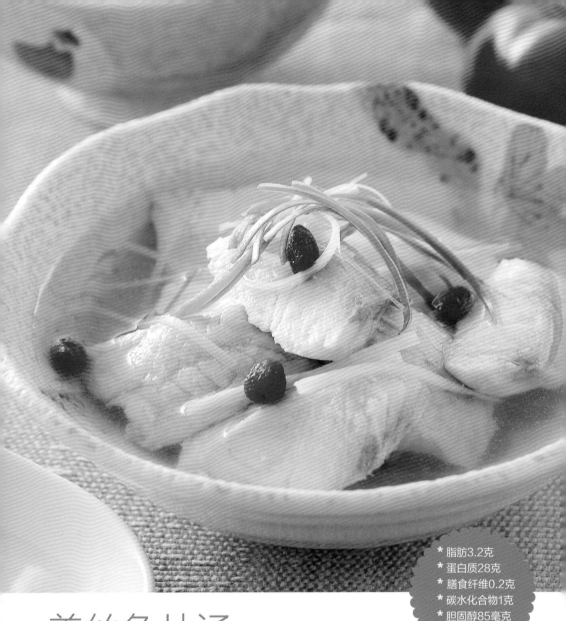

姜丝鱼片汤

* 脂肪3.2克
* 蛋白质28克
* 膳食纤维0.2克
* 碳水化合物1克
* 胆固醇85毫克
* 热量150千卡

材料

鱼片	150克
姜丝	10克
枸杞	5克
葱丝	5克
水	500毫升

调料

盐	1小匙

做法

1. 鱼片洗净，切块备用。
2. 将鱼片、姜丝和枸杞一起放入锅中煮至鱼片熟透，再加入盐调味，并加入葱丝即可。

健康知识

姜含有的芳香挥发油、姜辣素等，对于初期感冒治疗有帮助、也能促进血液循环、缓解消化不良的症状；常感觉手脚冰冷的人可以喝红糖姜茶来改善。

南瓜土豆浓汤

材料

土豆	90克
南瓜	100克
水	300毫升

调料

盐	1小匙

做法

1. 土豆洗净去皮，切块；南瓜带皮蒸熟，切块，备用。
2. 将材料和水放入果汁机中打成泥。
3. 将材料放入锅中边煮边搅拌，并加盐调味，浓稠度可依个人喜好调整。

健康知识

土豆皮含有抗癌物质，不少人将其打成汁生饮，要注意发芽土豆或绿皮者含龙葵素应去除且不可生食。糖尿病患者食用此汤品时，以主食类计算并且搭配高纤的食材，如竹笋、木耳、牛蒡。

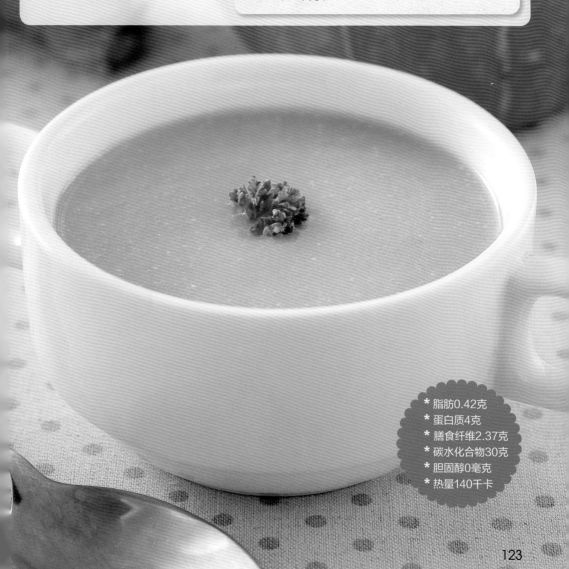

* 脂肪0.42克
* 蛋白质4克
* 膳食纤维2.37克
* 碳水化合物30克
* 胆固醇0毫克
* 热量140千卡

番茄蔬菜汤

材料

番茄	150克
洋葱	1/2个
大白菜	20克
西芹	15克
豆腐	150克
黑木耳	5朵
水	500~800毫升

调料

盐	1小匙

做法

1. 番茄洗净，切片；洋葱洗净，切片；大白菜洗净，切丝；西芹洗净，切段；豆腐洗净，切块；黑木耳洗净，切丝，备用。

2. 将水放入汤锅中，再放入所有材料煮沸至熟，加盐调味即可。

健康知识 天天五蔬果有时很难实行吗？一个步骤就搞定，利用什锦蔬菜汤，让你活力加倍，也可以在汤里面打个蛋、加些面条。

* 脂肪5克
* 蛋白质16.5克
* 膳食纤维5克
* 碳水化合物12.5克
* 胆固醇0毫克
* 热量168千卡

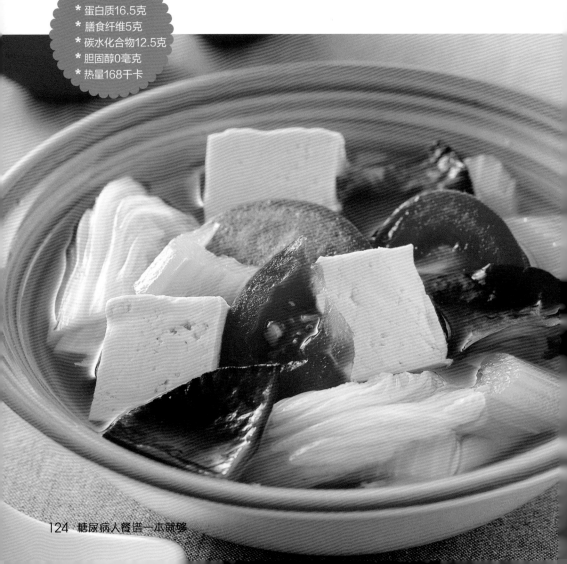

玉米大头菜汤

材料

玉米	60克
大头菜	80克
排骨	80克
芹菜末	30克
水	1000毫升

调料

盐	1小匙

做法

1. 玉米洗净，切段；大头菜洗净，切块，备用。
2. 排骨放入沸水中略为汆烫。
3. 将水和排骨放入锅中煮至水滚，再放入玉米和大头菜，煮时一边捞起浮末。
4. 煮约30分钟后，放入芹菜末及盐调味即可。

健康知识　大头菜是消暑凉拌菜，叶子的营养成分高却常被丢弃；金黄色的玉米粒含有玉米黄质，和其他橙黄色的蔬果一样是护眼好帮手，玉米须则有利尿功能。

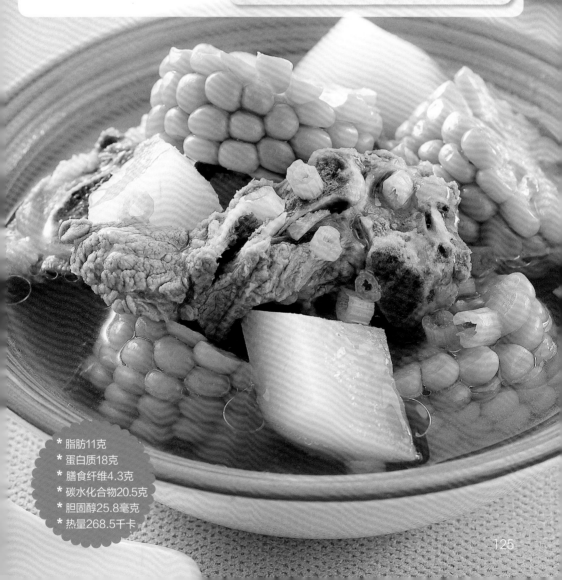

* 脂肪11克
* 蛋白质18克
* 膳食纤维4.3克
* 碳水化合物20.5克
* 胆固醇25.8毫克
* 热量268.5千卡

美人鸡丁汤

材料

秋葵	8支
鸡胸肉	120克
姜丝	20克
水	400毫升

调料

盐	1小匙

* 脂肪9克
* 蛋白质21克
* 膳食纤维2.3克
* 碳水化合物5克
* 胆固醇53毫克
* 热量188千卡

做法

1. 秋葵洗净去蒂，切薄片，备用。
2. 鸡肉洗净，放入沸水中略汆烫，取出切小丁。
3. 将水放入锅中，煮滚后放入鸡丁和姜丝，待鸡肉熟后再放入秋葵片和盐拌匀即可。

健康知识

秋葵的黏滑口感来自当中丰富的果胶、维生素A，是顾胃更可美颜的蔬菜，并含有镁、钾、钙，对血压稳定有帮助，经常腹泻者可佐姜蒜以平衡。

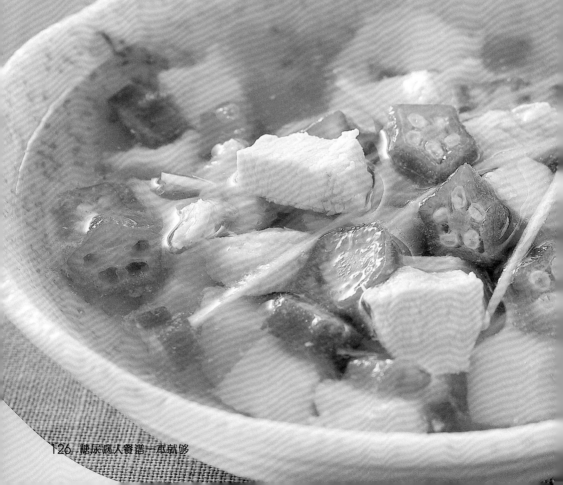

PART 5

糖尿病人也能喝的清爽饮品

研究证明，糖分摄入过多对糖尿病人来说无疑是雪上加霜，得糖尿病的风险也越高。目前市场上很多饮品的含糖量都很高，那么，哪些饮品适合糖尿病人呢？本章将为您推荐。

甜椒芒果胡萝卜汁

材料

胡萝卜	60克
黄甜椒	1/4个
芒果	30克
冰水	120毫升
冰块	6~8块做法

做法

1. 芒果洗净后去皮切细丁；胡萝卜洗净带皮切细丁。
2. 黄甜椒洗净去蒂后切细丁。
3. 将所有蔬果放入果汁机中，加入冰水、冰块。
4. 点击打2下（将冰块打碎），再用快速1分钟打至材料细碎成汁即可。

健康知识

胡萝卜、黄甜椒、芒果当中都含有的胡萝卜素跟玉米黄质，用来保养眼睛是很好的选择。

* 脂肪0.65克
* 蛋白质1.13克
* 膳食纤维2.55克
* 碳水化合物9克
* 胆固醇0毫克
* 热量46.5千卡

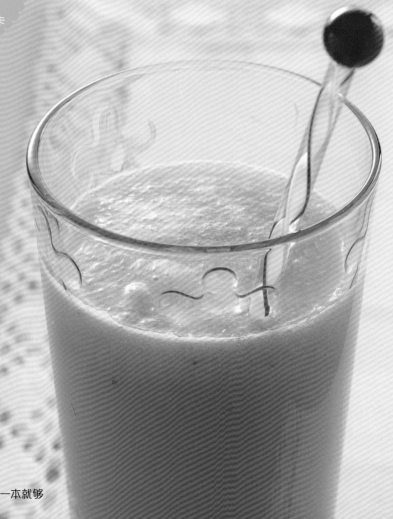

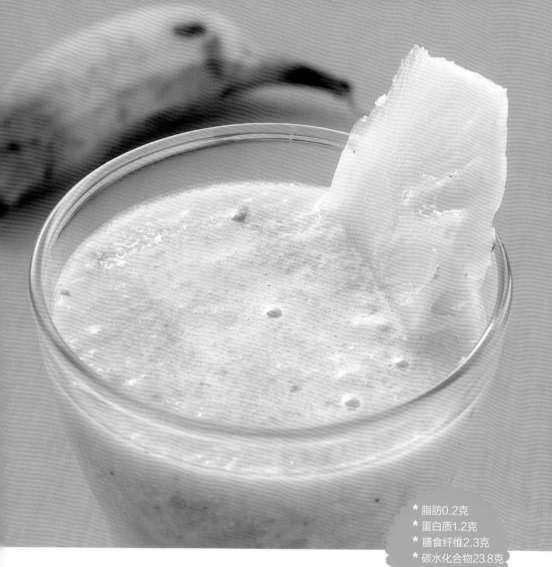

* 脂肪0.2克
* 蛋白质1.2克
* 膳食纤维2.3克
* 碳水化合物23.8克
* 胆固醇0毫克
* 热量98千卡

香蕉菠萝番茄汁

材料

香蕉	1/2根（中型）
菠萝	1/8片（60克）
番茄	1/4个（20克）
冰水	120毫升
冰块	6~8块

做法

① 香蕉跟菠萝洗净后去皮切细丁；番茄洗净带皮切细丁。

② 将所有蔬果放入果汁机中，加入冰水和冰块。

③ 点击打2下（将冰块打碎），再用快速1分钟将材料打细碎成汁即可。

健康知识　菠萝含有蛋白酵素可以帮助消化，促进发炎组织复原，香蕉含合成血清素的营养成分，食用后使人感觉轻松愉快有助于情绪纾解。

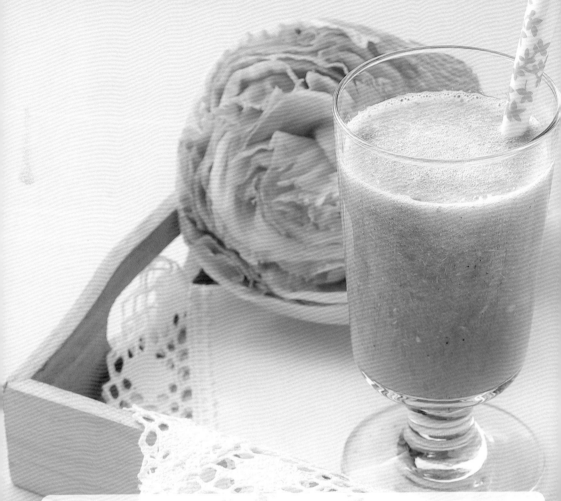

莴苣牛蒡菠萝汁

材料

莴苣	30克
牛蒡	20克
菠萝	60克
冰水	120毫升
冰块	6~8块

* 脂肪0.15克
* 蛋白质1.2克
* 膳食纤维2.9克
* 碳水化合物11克
* 胆固醇0毫克
* 热量55千卡

做法

① 莴苣洗净后切细丝。

② 牛蒡、菠萝去皮后切丁。

③ 将所有蔬果放入果汁机中，加入冰水、冰块。

④ 点击打2下（将冰块打碎），再用快速1分钟打至材料细碎成汁即可。

健康知识

　　莴苣在种植过程中不易生虫，农药用量也较少，其叶梗切面可见白乳汁，又名"乳草"。牛蒡根富含丰富的矿物质、菊糖（inulin）与纤维素，可以帮助排便、降低体内胆固醇及阻止废毒素的积存。菠萝含有蛋白酵素可以帮助消化，并促进发炎组织复原。

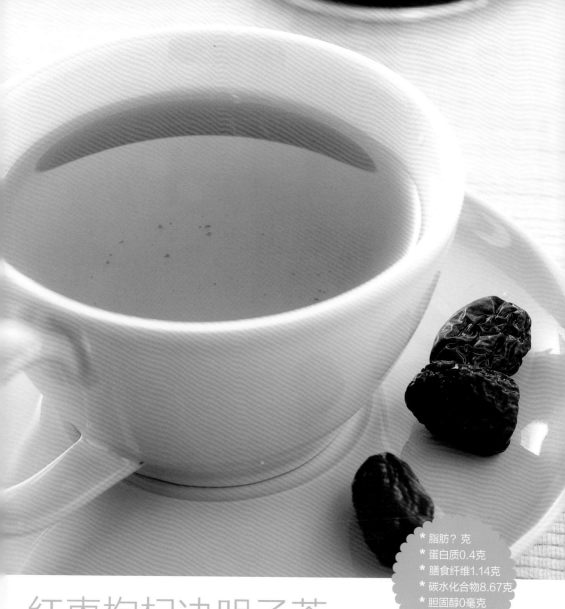

* 脂肪？克
* 蛋白质0.4克
* 膳食纤维1.14克
* 碳水化合物8.67克
* 胆固醇0毫克
* 热量36.7千卡

红枣枸杞决明子茶

材料

红枣	4~5颗
决明子	15克
枸杞	15克
热水	250~300毫升

做法

❶ 枸杞红枣略微冲洗。

❷ 将所有材料放入茶壶中，冲入沸腾的热开水冲泡即可。

 健康知识 　枸杞含玉米黄质、类胡萝卜素，有明目、补气、强肝肾之功效，常感眼睛疲劳者要经常补充！

紫屋魔恋

材料

紫甘蓝	50克
葡萄	8颗（20克）
冰水	120毫升
冰块	6～8块

做法

① 紫甘蓝洗净后切细丝。

② 葡萄洗净带皮切半。

③ 将所有蔬果放入果汁机中，加入冰水、冰块。

④ 点击打2下（将冰块打碎），再用快速1分钟打至材料细碎成汁即可。

健康知识　　建议吃葡萄时，最好是连皮一起吃，因为白藜芦醇（resveratrol）与花青素、儿茶素都存在于皮与籽当中，可以减少细胞癌化，对于各种慢性病的预防都有帮助。

* 脂肪0.3克
* 蛋白质1克
* 膳食纤维1.1克
* 碳水化合物11克
* 胆固醇0毫克
* 热量48千卡

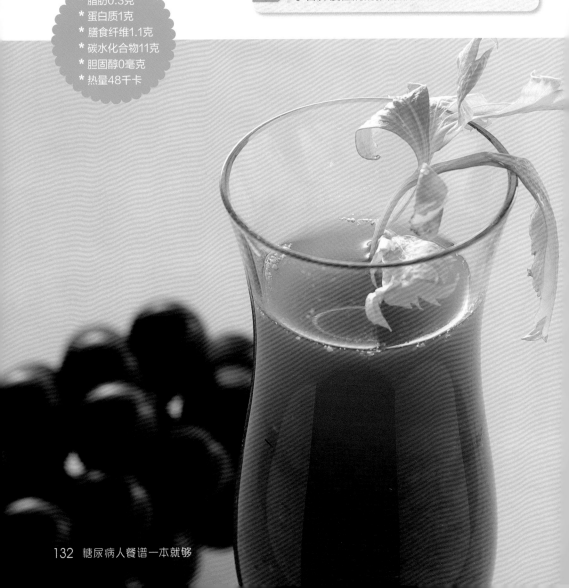

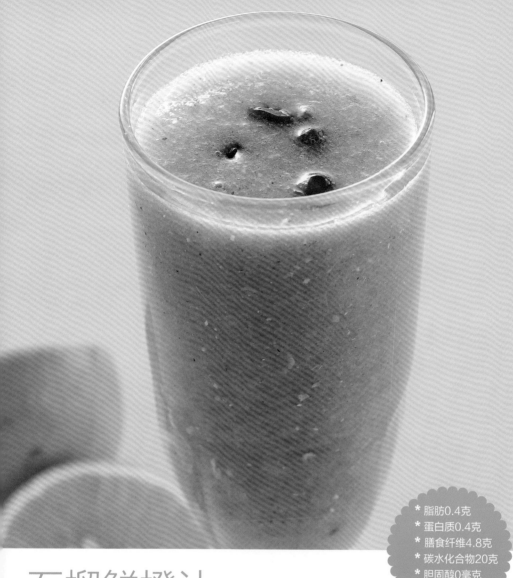

石榴鲜橙汁

* 脂肪0.4克
* 蛋白质0.4克
* 膳食纤维4.8克
* 碳水化合物20克
* 胆固醇0毫克
* 热量82千卡

材料

柳橙	1个
番茄	1个
石榴	1/4个
冷水	120毫升

做法

1. 柳橙洗净去皮后切丁；番茄洗净后切细丁；石榴以手剥开，用汤匙取其果肉约20克。
2. 将所有蔬果放入果汁机中，加入冷水。
3. 点击打2下，再用快速1分钟打至材料细碎成汁即可。

 健康知识　常吃蕃茄的人，罹癌率可降低四成左右，尤其是茄红素对于前列腺癌、胃癌等都有预防的功效，地中海饮食中，在大量的海鲜中加入许多蕃茄不是没有原因的！

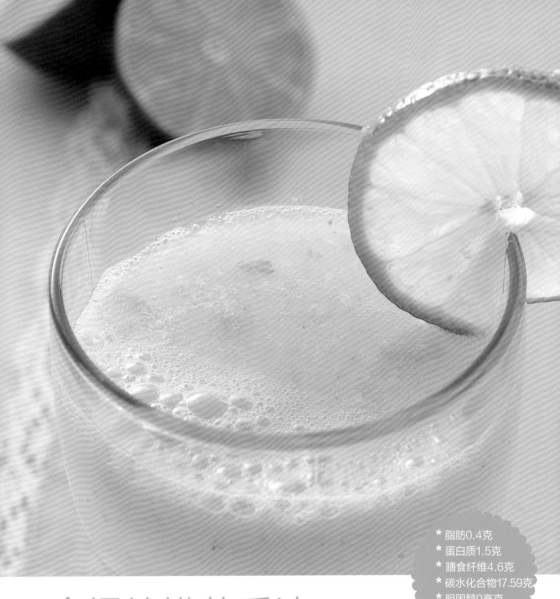

* 脂肪0.4克
* 蛋白质1.5克
* 膳食纤维4.6克
* 碳水化合物17.59克
* 胆固醇0毫克
* 热量73.6千卡

金橘柠檬苦瓜汁

材料

苦瓜	1/5个
柠檬	1个
金橘	8个
冰水	120毫升

做法

① 柠檬去皮切丁；苦瓜、金橘洗净后切细丁。

② 将所有蔬果放入果汁机中，加入冰水。

③ 点击打2下，再用快速1分钟打至材料细碎成汁即可。

注：建议添加部份柠檬皮一起食用效果更好

健康知识

苦瓜籽内含生物碱，有助于血糖稳定，减少体脂肪堆积。柠檬含有维生素C与生物类黄酮，都是超级抗氧化营养素，适合血糖不稳定或想健康减重者。

杏仁坚果豆奶

材料

杏仁粉	15～30克
杏仁豆	10～15个
核桃仁	30克
黄豆粉	15克
热水	100～150毫升

* 脂肪12克
* 蛋白质12克
* 膳食纤维0.8克
* 碳水化合物8.5克
* 胆固醇0毫克
* 热量158千卡

做法

1. 将所有材料放入果汁机中。
2. 用快速1分钟打至材料细碎成汁即可。

健康知识

本饮品针对冬天全家老小都适合一起饮用而设计，含丰富的次亚麻油酸跟蛋白质，坚果类通常含有丰富矿物质，有助于钙质吸收与补充。

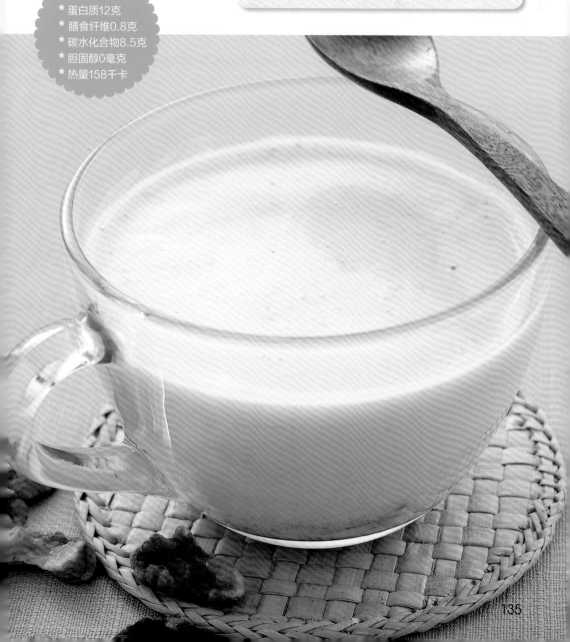

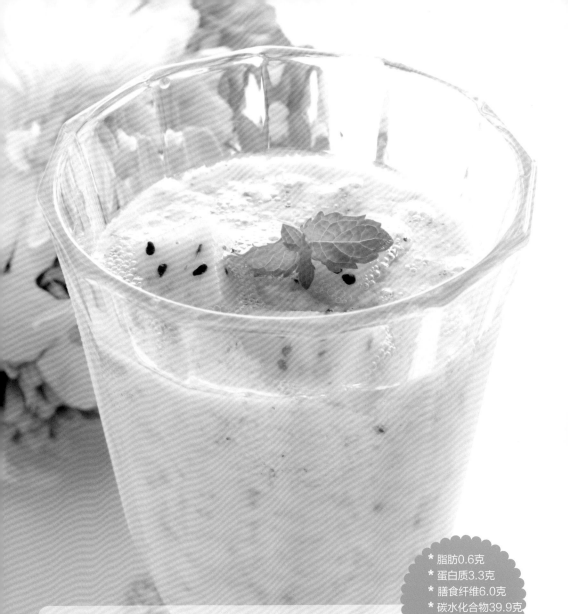

火龙果汁

* 脂肪0.6克
* 蛋白质3.3克
* 膳食纤维6.0克
* 碳水化合物39.9克
* 胆固醇0毫克
* 热量153千卡

材料

火龙果   300克
水   50毫升

做法

1 将火龙果洗净，对半切开后挖出果肉，切成小块。
2 将火龙果放入榨汁机内，加50毫升水，以高速搅打3分钟即可。

健康知识

本品具有降糖降压、明目降火、润肠通便的功效，常食可预防糖尿病性高血压以及糖尿病性眼病。

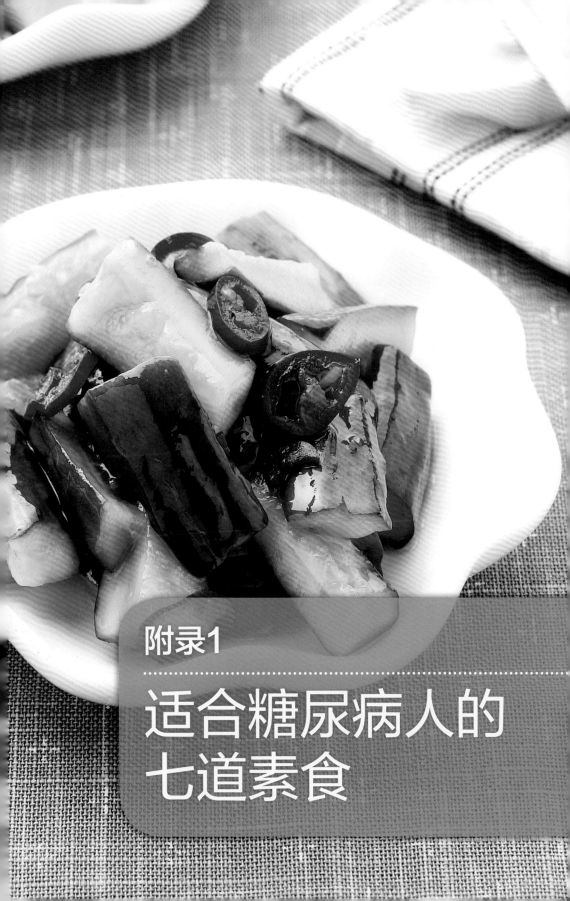

附录1

适合糖尿病人的
七道素食

麻油小黄瓜

材料

小黄瓜	2根
红辣椒	1根
蒜	2瓣

调料

盐	1/2茶匙
白糖	1/2小匙
白醋	1茶匙
香油	1.5大匙

做法

1 小黄瓜洗净去头尾，以刀身略拍打至稍裂后，切长条状备用。红辣椒切粒；蒜切碎，备用。

2 取深碗放入小黄瓜，抓盐（份量外）后，放入红辣椒粒、蒜末。倒入所有调料拌匀，放置30分钟入味后即可。

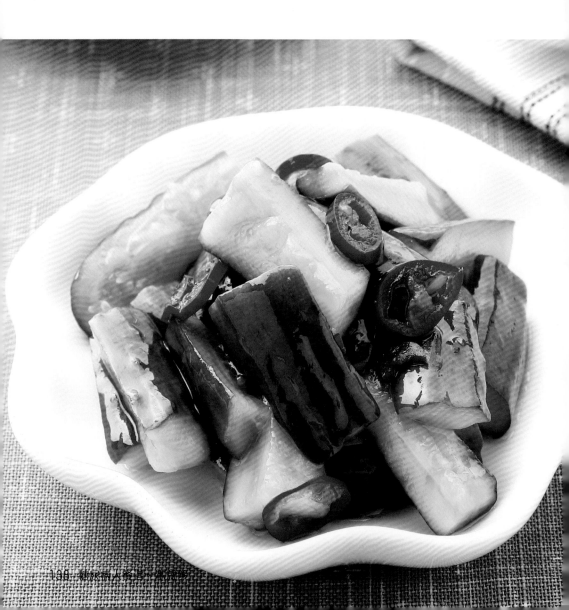

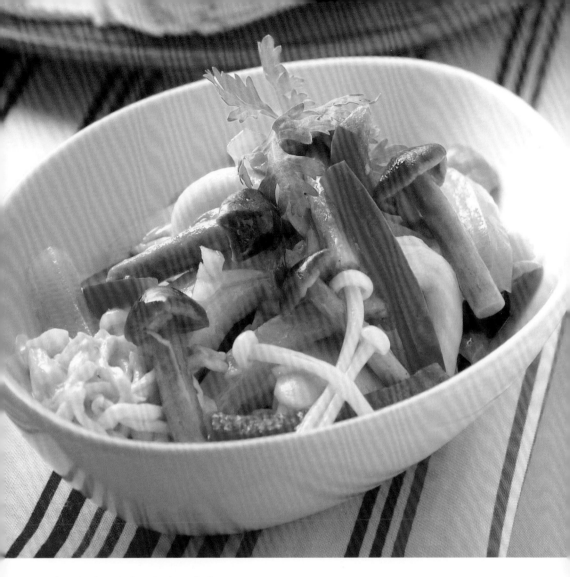

凉拌什锦菇

材料

柳松菇段	80克
金针菇段	80克
秀珍菇	80克
珊瑚菇	80克
杏鲍菇片	60克
红甜椒	30克
黄甜椒	30克
姜末	10克

调料

盐	1/4小匙
香菇精	1/4小匙
白糖	1/2小匙
胡椒粉	少许
香油	1大匙
素蚝油	1小匙

做法

1 珊瑚菇洗净切小朵；红、黄椒洗净切长条，备用。

2 将所有的菇入滚水中汆烫约2分钟后捞出。

3 将所有菇类及红、黄甜椒条加入所有调料与姜末搅拌均匀至入味即可。

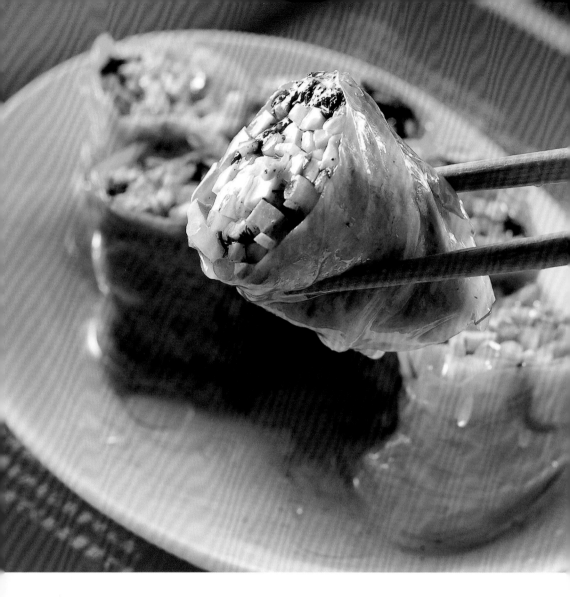

高丽素菜卷

材料

高丽菜	150克
发菜	5克
胡萝卜丝	20克
豆芽菜	30克
小黄瓜丝	30克
豆干丝	30克

调料

盐	1小匙
胡椒粉	1/2小匙
香油	1大匙

做法

1. 高丽菜氽烫后泡冷水（材料外）；发菜、胡萝卜丝、豆芽菜、小黄瓜丝及豆干丝加入腌料拌匀，备用。

2. 将高丽菜裁切成适当片状，包入其余食材，卷成圆筒状，放入内锅，再放入电饭锅，外锅加约1/4杯水（材料外），盖上锅盖，按下开关，蒸约6分钟即可。

芋泥蒸黄瓜

材料
黄瓜	400克
芋头	250克
干香菇	3朵
胡萝卜	30克
沙拉笋	30克
芹菜	适量

调料
酱油	少许
盐	1/2小匙
白糖	少许
白胡椒粉	1/4小匙
香菇粉	少许
香油	少许

做法

1. 芋头去皮洗净、切片，蒸熟压成泥；大黄瓜洗净去皮，切圆圈段去籽；干香菇洗净泡软、切末，备用。

2. 胡萝卜去皮后切末；沙拉笋切末；芹菜去除根部和叶子，洗净切末，备用。

3. 将香菇末、胡萝卜末、沙拉笋末和芹菜末放入芋泥中，加入调料后搅拌均匀，填入大黄瓜中。

4. 将填好馅的大黄瓜放在蒸盘上，放入蒸锅蒸约25分钟，再焖约2分钟后取出即可。

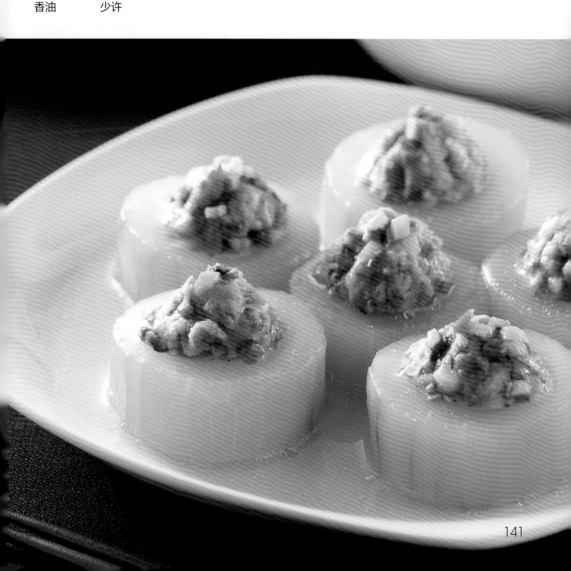

什锦菜烩豆腐

材料
蛋豆腐	1盒
鲜香菇	20克
熟笋丝	25克
金针菇	30克
黑木耳丝	25克
红甜椒丝	25克
水	150毫升
食用油	适量

调料
蚝油	1大匙
盐	少许
白糖	少许
陈醋	少许
水淀粉	适量

做法
1. 蛋豆腐切块,备用。
2. 热锅,加入少许食用油,放入鲜香菇丝爆香,再加入熟笋丝、金针菇、黑木耳丝、红甜椒丝拌炒。
3. 于锅中续加入有调料炒煮匀,再放入蛋豆腐块煮入味,起锅前以水淀粉勾芡拌匀即可(盛盘后可另放上葱丝、山茼蒿装饰)。

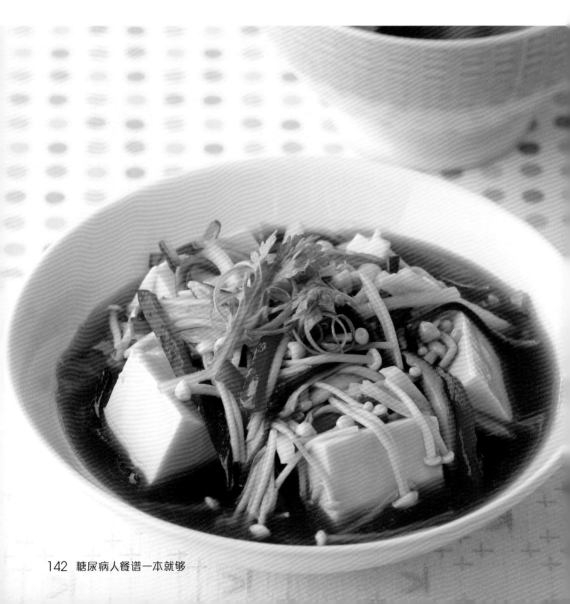

荫豉苦瓜

材料

白苦瓜	150克
豆豉	20克
蒜末	10克
红辣椒末	5克
姜片	5克
水	300毫升

调料

酱油	1大匙
白糖	1大匙

做法

① 苦瓜切块状，放入140℃的油锅中略炸即捞出沥油，备用。

② 热炒锅，加入少许沙拉油（材料外），放入豆豉、蒜末、红辣椒末、姜片、酱油、白糖、水，接着放入苦瓜块焖卤10分钟即可

美味关键　　豆豉要和苦瓜一起卤到入味软烂，所以选用白苦瓜比较不会苦，颜色也不易变黄，口感和外观俱佳。

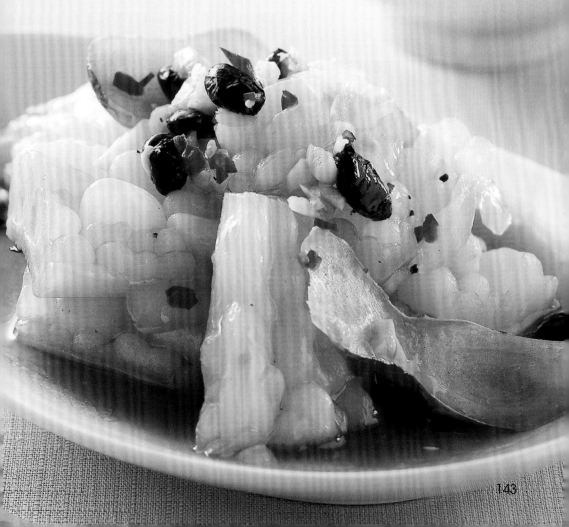

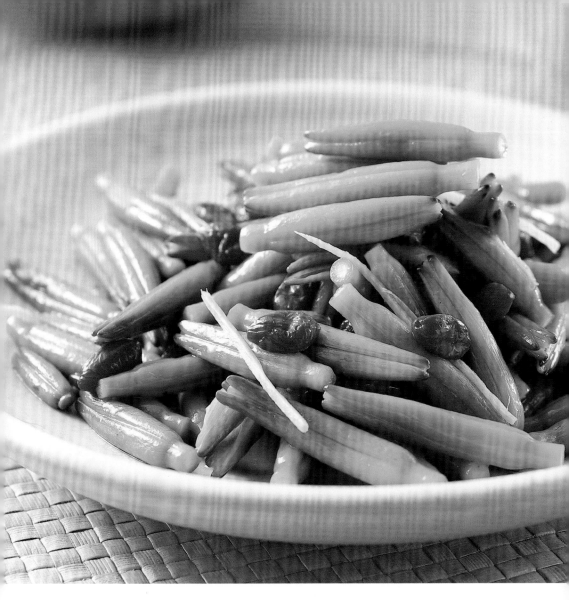

枸杞炒金针

材料

枸杞	10克
青金针	200克
姜	10克
葵花籽油	1大匙

调料

盐	1/4小匙
味精	少许

做法

1. 姜洗净切丝；枸杞洗净泡软，备用。

2. 青金针去蒂头洗净，放入滚水中快速汆烫后捞出，浸泡在冰水中，备用。

3. 热锅倒入葵花籽油，爆香姜丝，放入枸杞、青金针以及所有调料拌炒至入味即可。

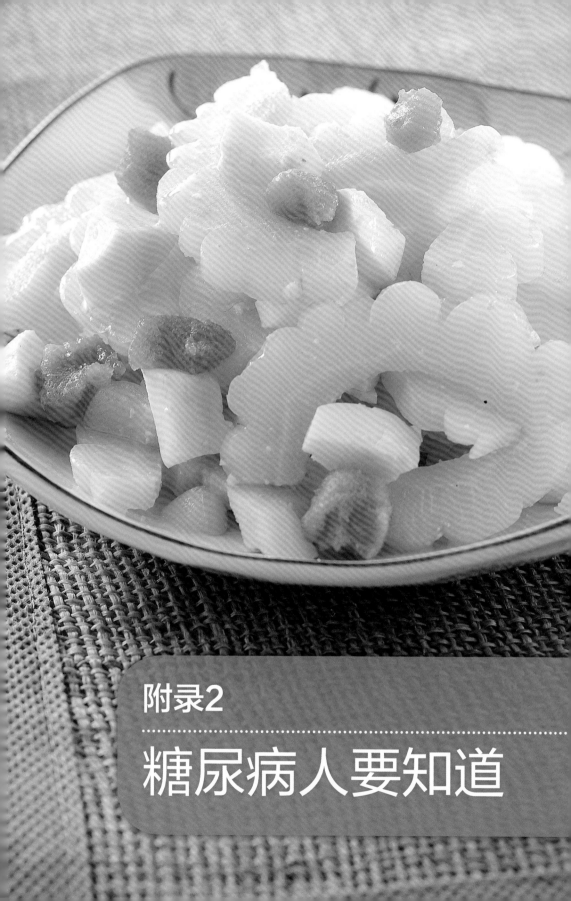

附录2

糖尿病人要知道

你知道什么是"GI"吗?

控制血糖之前,一定要了解越来越讲求"健康饮食"的现代社会,你是否常常听到"低GI食物"这个让人摸不着头绪的陌生名词呢?低GI食物号称有助于降低肥胖、预防心血管疾病等代谢症候群,但究竟什么是GI?

GI:升糖指数

GI就是所谓的"升糖指数",也就是食物在体内转换成"糖"的比例。如果食用GI值高的食物,会让人体血糖快速上升,导致胰岛素大量分泌,而等到糖分被分解吸收后,又消耗得不够快速,容易造成脂肪堆积,导致肥胖。

当我们摄取含糖类的食物,如饭、面、地瓜、土豆等,在体内消化后,会在血液中成为葡萄糖,摄取越多血糖浓度就越高,此时胰脏会分泌胰岛素来代谢血中的葡萄糖。如果摄取量超过人体的需求,胰岛素分泌就会增加,使血糖转换为肝糖、脂肪,储存在人体的肝脏、肌肉及脂肪组织中。长期过多的摄取就会造成肥胖。

什么是低GI食物

GI值在55~60以下,便称为低GI食物。低GI食物的特色在于"可以达到增加饱足感、减少饥饿,更不会太快提升血糖值,也能进而减少脂肪屯积"。

食物当中的淀粉质含量少、纤维质较多的未精致食物,较常见的如糙米、燕麦、荞麦、全谷类制品等,水果类则为番石榴、番茄、柳橙、苹果,以及大多数的蔬菜,这些食物引起血糖上升的指数都较低。

影响GI值的因素

1 **食物本身淀粉的型态** 含大分子的淀粉模拟小分子的麦芽糖、葡萄糖的GI值低。糖尿病患者要认识血糖负荷指数(GL):食物GI值与其糖类含量的相乘。这个概念告诉我们,选择食物时,要考虑其碳水化合物的量。例如,糙米虽然比白饭的GI低,大量摄取也是会使血糖上升。

2 **纤维素含量** 以主食类来说,含膳食纤维的糙米或全谷类与白米、白面条相较,胃排空时间长,GI值低;同样新鲜水果跟果汁和果酱依序来看排列越后者其GI值相对较前者高。

3 **同时摄取的其他食物** 搭配蛋白质如豆类,其GI值相较于只单独含碳水化合物来得低。

4 **烹调时间和加工方法** 例如干饭与稀饭,稀饭加水经过长时间的熬煮,其糊化程度越大,所以建议糖尿病患吃干饭比稀饭好;土豆和洋芋片也是同样道理,经过再加工的产品,其GI较高,因此要不断强调提醒大家——尽量吃简单新鲜的食物。

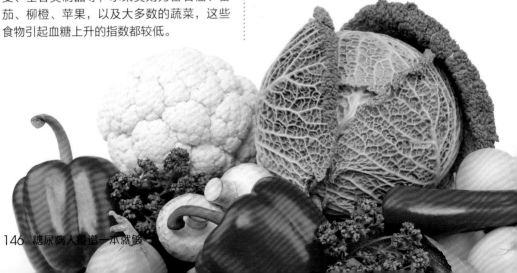

糖尿病人怎么吃才健康?

看完关于GI的介绍，可以了解到，饮食是罹患糖尿病非常关键的原因之一，不谨慎选择饮食，就很容易罹患糖尿病，而在罹患糖尿病之后，饮食更是成为控制病情非常重要的环节，什么能吃？什么要避免？许多要注意的饮食细节千万不要错过！

类别饮食，均衡摄取

* **主食类**　推荐食用全谷类、糙米、芋头、番薯等。

* **奶类**　建议以脱脂奶或低脂为主。

* **蛋类**　若胆固醇检测值偏高（＞200mg/dL），则每周蛋黄以3～4个为佳。

* **豆类**　黄豆、豆干、豆腐等相关制品。

* **肉类**　瘦肉、鱼类、低脂海鲜。

* **蔬菜类**　新鲜深绿色蔬菜可多摄取（建议每天摄取多种不同颜色蔬果）。

* **水果类**　以甜味较低的水果（如番石榴、木瓜、苹果）为优先选择，一样要计算分量。

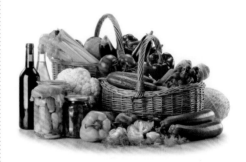

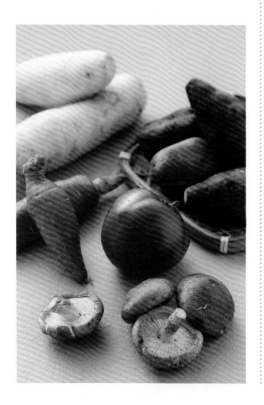

健康正确的饮食观念！

* **粗食高纤**　增加纤维素摄取，并减少食用精致食物。

* **烹调用油**　要选择能够增加多元不饱和脂肪酸的油品，如橄榄油、亚麻仁油、坚果。减少摄取饱和脂肪酸，如动物性油脂、全脂乳制品或是加工食品（香肠、贡丸、燕饺等）。

* **烹调方式**　用清蒸、水煮、烤、炖、卤、凉拌等方式，简单步骤烹调食材，是最佳方式。

* **豆类取代肉类**　特别是绞肉、五花肉、控肉这类肉品要少吃，以减少饱和脂肪跟胆固醇的过度摄取。

* **避免摄取**　尽量减少摄取过度糊化的食物和勾芡的食物，例如稀饭、烂面，主食类食物都不要煮过烂；另外像是冬粉、西谷米、粉圆和以勾芡方式做出来的食物等也要避免。

* **调味品简化**　以"少油、少盐、少糖"为烹调重点，并以天然香辛素材（葱、姜、蒜、辣椒、柠檬、紫苏、香椿等）来增添风味。

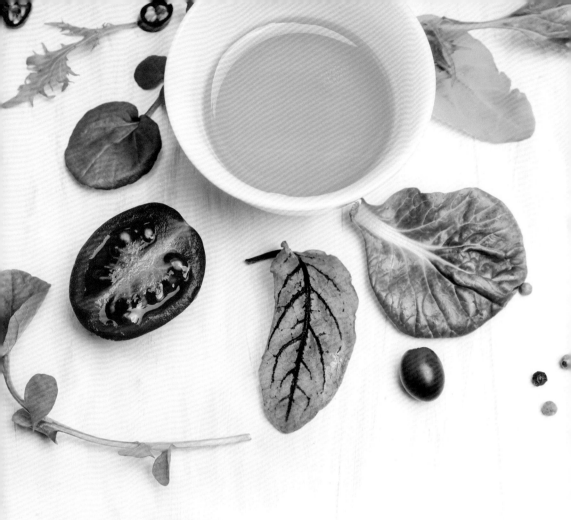

如何选择油脂最健康?

说到饮食，最重要的就是油脂的选择，不同烹调方式要用适合的油来烹煮，健康才有保障，例如，油炸食物就应选用发烟点高（200℃以上）、不易劣变的动物油，如猪油、牛油，而有胆固醇过高症状或素食者，则建议使用葵花油或大豆油，切勿过度高温及重复使用。炒菜则使用橄榄油、茶油、芥花油、芝麻油即可。要特别注意的是风靡一时的葡萄籽油、亚麻籽油，因为不耐热，所以并不适合拿来炒菜，以免因加热造成氧化劣变，产生自由基与致癌聚合物，这两种油建议拿来凉拌食用最佳。

市面上烘焙或加工食品多利用动物性奶油、"氢化"的植物油来增加食物的酥脆口感（洋芋片、薯条、炸鸡、油条、方便面等，或糕饼西点、派皮、甜甜圈等），以博得大众喜爱，殊不知长期食用所造成的健康问题可严重了，例如，心血管疾病、动脉硬化、过敏、哮喘等，许多研究显示，反式脂肪所造成的危害更甚于饱和脂肪。在欧洲已有国家规定，若食品中的反式脂肪含量占总脂肪2%以上则不得贩卖。

因此特别提醒消费者，在购买食品前，要记得先阅读包装上的成分标示：标有"氢化""半氢化""酥油""精制油""转化油"或"Hydrogenated"等标注者，表示该产品使用了"氢化油"，希望不要放进你的选单里!

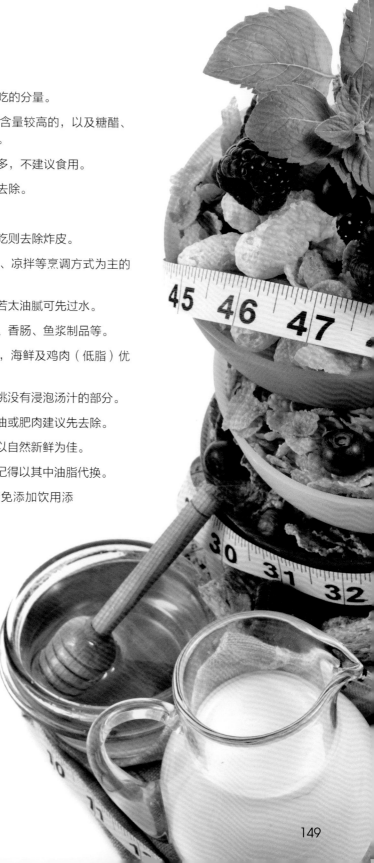

轻松外食没烦恼!

* 熟悉食物分类以及自己每餐能吃的分量。

* 注意调味方式，油、盐、味精含量较高的，以及糖醋、蜜汁、腌渍的菜肴应减少食用。

* 汤类与勾芡汤汁含油盐味精较多，不建议食用。

* 清汤比浓汤好，若有浮油要先去除。

* 饮酒要适量，并计算热量。

* 避免食用油炸食品，若一定要吃则去除炸皮。

* 选择清蒸、水煮、烤、炖、卤、凉拌等烹调方式为主的菜品。

* 多吃新鲜蔬菜以增加饱足感，若太油腻可先过水。

* 加工食品不建议食用，如火腿、香肠、鱼浆制品等。

* 肉类以选择脂肪低的种类为主，海鲜及鸡肉（低脂）优先选择。

* 菜的汤汁不拿来配饭，取菜前挑没有浸泡汤汁的部分。

* 汤面优于干面或炒面，若有浮油或肥肉建议先去除。

* 食物内的食材要能清楚辨识，以自然新鲜为佳。

* 坚果类、色拉酱、奶油面包要记得以其中油脂代换。

* 饮料以白开水或淡茶为佳，避免添加饮用添加奶精的饮品。

* 多以新鲜水果取代甜点。

* 烤土豆或地瓜、芋头及玉米应视为主食类。

* 尽量减少不必要的蘸酱，如奶油、沙茶酱、色拉酱。

* 定时定量，用餐时间若与平时相差半小时，可先备点心，以免发生低血糖。

糖尿病常见并发症的饮食注意

糖尿病发病虽高，但初期不易发现，通常经由血液检验确认，血糖值≥126毫克/分升为异常。罹患人口不断增加的原因主要与饮食与肥胖相关，最可怕的是它的并发症，严重导致失明、洗肾、截肢，因此一定要遵守医院卫教内容，不可乱听信偏方。让血糖、血压、血脂维持正常，就可以降低并发症的风险！

糖尿病的急性并发症

低血糖症

* **成因** 降血糖药或胰岛素过量，经常发生在摄食量太少或过度运动，造成血糖值＜70毫克/分升。

* **症状** 冒冷汗、手发抖、无力且感觉饥饿、心悸、皮肤湿冷、脸色苍白、呼吸急促、焦躁不安、头晕、头痛，严重时会昏迷。

* **紧急处理** 糖果或方糖3~5颗；糖包（8克）约2包；蜂蜜1大匙；果汁或汽水120~150毫升；血糖回升约需10分钟。

酮酸血症

* **成因** 胰岛素中断注射或感染、外伤等疾病的重大压力事件都是主因。一般以第1型糖尿病人较常发生。

* **症状** 呼出气体有过熟水果味（丙酮味）、口渴、多尿、身体衰弱无力、恶心、呕吐、呼吸困难，严重时会低血压、意识不清、休克。

* **紧急处理** 验血糖、喝水、补打短效胰岛素。

高血糖高渗透压昏迷

* **成因** 感染等疾病的重大压力事件等，使血糖控制不佳，水分流失太多造成。常发生的是第2型糖尿病人（口服降血糖药者）。

* **症状** 呼吸深沉、脸色潮红、口渴、多尿、全身无力、皮肤干燥、抽搐、肢体瘫痪、头晕、意识不清，严重时会昏迷。

* **紧急处理** 验血糖、喝水。

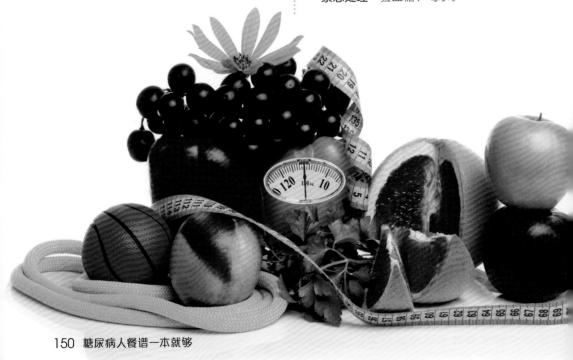

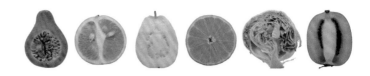

糖尿病的慢性并发症

眼睛病变

糖尿病患的失明机率比一般人高，是因为病患容易出现水晶体混浊及视网膜病变，因此糖尿病患每年应安排眼睛检查，若已发现眼睛病变（视力模糊、眼压过高、青光眼等）应尽快接受治疗。

最好的方法是预防，饮食上建议可以多吃深绿色、红黄橙色蔬果（胡萝卜、红黄甜椒、玉米或枸杞）之外，还可以直接补充含有多对眼睛有帮助的草本萃取物保健品（抗氧化的维生素A、类胡萝卜素、叶黄素、玉米黄质、山桑子等）。

肾脏病变

糖尿病导致的肾病变可分为五期，初期发现的极微量蛋白尿，若持续性大量蛋白尿、血压升高、高血糖，大约是第3期，若没有严密控管血压、血糖将恶化导致肾衰竭，最严重成为尿毒症就只能进行"洗肾"。在初期症状时，积极开始限制每日蛋白质摄取量，维持病情延缓恶化。

建议平日就多以植物性优质的豆类或相关制品来取代过多的肉类，选择可增加身体对蛋白质利用率的食物，以减少含氮废物的产生来降低肾脏负担。

神经病变

糖尿病的主要慢性并发症，主因是长期血糖控制不良，使体内代谢异物累积过多、末梢血管硬化、蛋白质糖化及神经脂质代谢异常，而造成周边神经、自律神经、感觉神经的病变，称为多发性神经病变。明显的外在症状：四肢麻木、触觉迟顿、刺痛感。

大血管病变

为糖尿病患主要致死原因，症状为脑中风、末梢血管阻塞、缺血性心脏病。改善方式有血糖、血压、血脂要严格控管、不吸烟与适度的运动并维持理想体重，就可避免发生大血管的病变。要特别注意血液循环及四肢末梢的保养。

在饮食上多摄取有助于抗氧化与降低心血管疾病的食物，例如，含ω-3脂肪酸、维生素E的油脂、坚果或鱼肉，含花青素的蔓越莓、茄子，含维生素C的柑橘类水果（柠檬、柳橙）、奇异果。

足部病变

需要注意的族群为：罹病10年以上、50岁以上、血脂异常、周边动脉疾病(PAD)者，平日要注意摄取适当营养与血糖控制、足部保养（常清洁并穿合脚的鞋子，避免造成伤口）、足部的感觉是否发生问题。通常发生足部病变的病患会因为血管病变导致感觉神经迟钝或异常，加上免疫力与感染的问题，使足部发生溃疡、伤口周围组织的坏死。如果血糖控制不良与使用抗生素无效果，甚至要进行截肢。

术后的复原也跟血糖控制是否得当相关，高血糖利于细菌繁殖，并不利于白血球吞噬细菌；另外要补充蛋白质，有助于皮肤组织的复元、加强伤口的修护能力，因此平时就要充分摄取蛋白质，以维持正氮平衡，也有助于免疫力提升、身体胶原蛋白的合成。有许多研究已证实氨基酸在伤口修护上扮演举足轻重的角色，建议可直接补充的氨基酸，如麸酰氨酸、精氨酸、甲硫氨酸，以及矿物质的锌等。

对糖尿病人有帮助的营养素及营养补充品

　　糖尿病患因为整体的能量代谢不佳，因此容易产生更多自由基。糖尿病患自我管理的重点主要是稳定血糖、控制血脂、血压、肥胖问题，以及并发症的预防。因此建议补充的营养品着重在"抗氧化（去除自由基）、降低饱和脂肪酸、促进末梢血液循环、维持血管弹性及降低血栓形成"，以减少并发症及其所带来的危险性。

营养素／营养补充品	诉求功能	食物来源
前花青素	抗氧化作用、维持血管壁弹性、促进末梢循环	紫红色蔬果：蔓越莓、葡萄、蓝莓、黑莓、紫米、紫高丽、茄子、花生膜
生物类黄酮	抗氧化、抗发炎	柑橘类、莓类等水果；洋葱、豆类
叶黄素	预防眼睛黄斑部病变	红黄橙色蔬果：红黄椒、枸杞；西蓝花、深绿色蔬菜：菠菜、芥蓝菜
姜黄素	促进循环、抗发炎	咖哩、姜黄、姜
益生菌	帮助消化道机能	泡菜、优格、乳酸菌
蛋白酵素	消化分解、抗发炎	菠萝、木瓜
维生素A	维持黏膜组织的完整、抗氧化作用帮	助视紫质形成胡萝卜、绿色叶蔬菜类、芒果、番薯、南瓜、海带、木瓜、哈密瓜
维生素E	清除自由基、细胞膜完整	坚果类、小麦胚芽、植物油

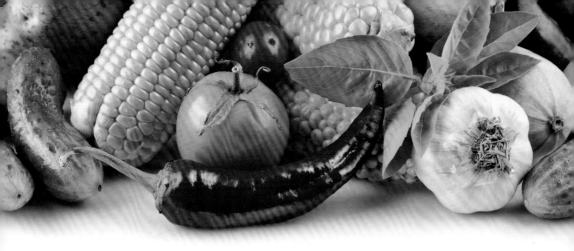

营养素／营养补充品	诉求功能	食物来源
维生素C	抗氧化作用、清除自由基	柑橘类水果（柠檬、柳橙）、奇异果、番石榴
B族维生素（叶酸、B_{12}、B_6）	参与能量合成、皮肤保养、造血、降低心血管疾病发生	谷类、胚芽、芦笋、黄绿色蔬果、酵母、坚果、干豆、牛奶、内脏、瘦肉
n-3，6必需脂肪酸	帮助胆固醇代谢、降低三酸甘油脂、抗发炎、降低胰岛素阻抗	植物油、鱼油（秋刀鱼、鲑鱼）、酪梨、橄榄、坚果、种子
锌	组织修护、蛋白质合成	牡蛎、南瓜子、坚果
铬	增加葡萄糖耐量、胰岛素敏感性	啤酒酵母、奶酪、香蕉
α-硫辛酸	帮助体内抗氧化剂利用	菠菜、绿花椰等十字花科植物、肝脏
氨基酸	皮肤伤口组织修护	豆类、奶类、鱼类、肉类
钙、镁	稳定血压、骨骼与牙齿的正常发育	鱼干、大骨、海带、坚果类

这些营养素也很好

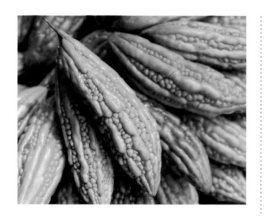

* 苦瓜萃取物：苦瓜、苦瓜籽

　　台湾的研究发现，苦瓜不仅可以降血脂、减重，更有助于降低血糖，当中的酵素受体能够活化人体对于脂肪、糖类代谢作用，并干扰发炎细胞对人体的危害，整颗苦瓜由内到外都含有效成分，可以充分利用。

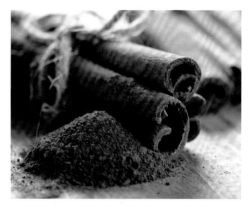

* 西方美食的特殊香料：肉桂

　　肉桂粉只会让你想到苹果派跟卡布奇诺吗？美国农业部发现肉桂含有的flavon-3-ol可以提升胰岛素的敏感性，更可以降低三酸甘油脂、胆固醇；建议将天然的肉桂粉入菜或者直接来杯养生健康的肉桂花茶。

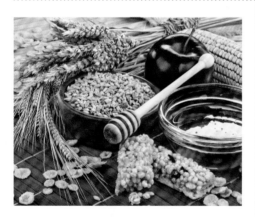

* 纤维素：苹果胶、洋车前子粉、芦荟、荞麦、燕麦

　　经常强调纤维素的摄取，除了新鲜蔬果之外，多种谷类除了纤维素比较高，其特殊营养素相对也比白米或白面条来得多，以荞麦和燕麦来说：荞麦含芸香甘（rutin）以及槲皮素（quercetin）等生物类黄酮；燕麦则含有β-聚葡萄糖、植物碱、皂素，对于血管、心脏的健康与抗氧化力的提升有相当的帮助。

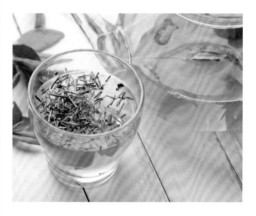

* 单宁：绿茶、可可

　　许多浆果类水果与茶饮含有多酚类、酚酸、单宁，研究发现这些多酚物质，皆能影响葡萄糖在小肠的吸收，延缓餐后血糖的上升，因此饭后一杯绿茶也是有益的；黑巧克力则被发现含有抗氧化物，且不会提高不好的胆固醇(LDL)，偶尔浅尝有益身心健康。

保健产品的选购技巧

市面上的保健食品琳琅满目，质量优劣参半，消费者要挑选优质又价格合理的还真不容易，更大的问题是：标签上标示的跟内容物是否相符？这就要看厂商道德良心。营养师提供以下几点参考。

益生菌的选择

选择可耐酸、耐热、耐胆碱且能长驻于肠胃道的。有效菌种及存活率比所添加的菌数多寡还重要；双层包埋（常温保存）优于需冰箱保存菌种；味道不应太香、太甜、太酸，这些都是因为额外添加了过多的香料与甜味剂；粉末充填优于锭剂或细颗粒（加工造粒）。

萃取物的多寡

看懂标示，例如每颗30mg的叶黄素，纯度是25%，实际叶黄素量为7.5mg。姜黄、山桑子等萃取物亦同，别被数字骗了。

胶皮的外观

尽量选择透明胶皮或胶囊壳的产品，减少不必要的添加物，这样的包装也能够直接观察是否受潮变质。

完整的包装标示

依据产品标示法规，食品必须具备以下标示：中文品名、原料、使用方法、营养标示、保存方法（注意事项）、有效日期、包装容量、出品公司（名称、地址、电话）。若包装或宣传品上有夸大医疗效果就要审慎筛选。

专业的建议

应以专业营养师依据个人需求与生理状况及用药情形做合理建议，而非盲从，例如，选择50：1银杏萃取物，含24%银杏黄酮素，可促末梢血循与抗凝血，但如果是正在服用抗凝血药物的患者则不可使用。

成分内容

以葡萄籽或蔓越莓为例，想得知来源是否为萃取物或只是果汁粉，及其真实百分比含量，只要将胶囊打开，直接尝尝粉末的口感是否极度酸涩，如果觉得不难吃还可接受，就有可能只是果汁粉或添加较多赋型剂。

价格合理

保健食品在电视购物或电台的"超低价、超量赠品"促销，例如，一颗鱼油算起来不到2元，就有点奇怪，因为包装容器与代工原物料费用都是固定的，制造商、销售商、代销者都要利润，如果还低于市售价60%，就要注意一下是不是近效期或者原料来源不确实或低廉，在面对不太合理的产品价格，在选购前要三思。

检验证明

标示特殊实验数据就必须能提供左证数据，例如，无西药添加、无重金属或农药污染，需附相关机构检验报告，但也发生过造假案件，可向发证单位查询确认。

厂商商誉

经过数次的食品添加物污染事件，知名大厂或名人代言绝非等于质量安全的保障。要注重的是，出品厂商是否一直保持良好记录，例如，三聚氢氨跟塑化剂等，要是多次都安全过关，这显示该厂商有人在原物料质量上做把关，而非单纯以利润优渥来决定使用的原物料。

Q&A,糖尿病其实不是这样?

Q 因为糖吃得太多,才会得糖尿病?

A 很多人以为糖或甜食吃太多就会得糖尿病,这时甜点或糖可能会群起抗议;不过,有家族病史、体重长期过重或更曾经检验出高血糖的人,就要注意除了控制热量、减少高热量饮食来源之外,确实不该吃太多甜食。市售饮料或甜点经常使用果糖为甜味剂,最新研究指出果糖过量摄取,会使体脂肪快速形成,增加罹患代谢症候群风险率,也是心血管疾病与糖尿病的致病因子。

Q 吃饭容易造成高血糖,所以少吃饭就好了?

A 这样错误的观念也经常发生在进行减重的人身上,或以为饭是酸性食物而不愿意摄取。饭跟面都属于糖类,如果没有适量摄取,那我们吃进来的蛋白质、脂肪就无法发挥应该执行的任务,例如,蛋白质→维持生长发育及瘦体组织的建构,脂肪→合成人体所需的脂肪酸;而是被拿来当作糖类→转换人体所需的热量,反而是一种浪费,同时更增加身体机能的负担。因此糖尿病患更是要正确地摄取所需要的糖类(主食类)。

Q 不能吃糖,改吃蜂蜜可以吗? 或者有其他建议吗?

A 应该说要依据营养师的建议,来计算可以食用的糖分,就像是水果也要计算每天的份额。蜂蜜的组成是葡萄糖、果糖,虽然可以直接进入肠道,但是葡萄糖一样是需要胰岛素的帮助。在以往果糖可用在血糖控制良好的病患,近期研究显示,以果糖作为甜味来源的饮品,容易造成内脏脂肪堆积、增加血中三酸甘油脂、血脂值异常甚至使胰岛素敏感度降低。因此呼吁一般人也应该少吃,甜味剂部分建议除了阿斯巴甜、醋磺内酯钾之外,糖醇类的木糖醇、甘露醇、山梨醇也可以减少热量产生,事实上糖尿病患者并不是不能摄取蔗糖,而是要注意摄取的量。

Q 因为要控制糖分摄取所以想吃点心的时候,可以改吃咸的点心吗?

A 只要是食物就要考虑所含的热量,无论是甜食或咸的点心,饭或面吃起来并不甜,还是有热量的,更是淀粉类,血糖就会上升,像苏打饼、咸蛋糕、甜饼干一样都会让血糖上升,所以还是要计算热量,和口味无关。

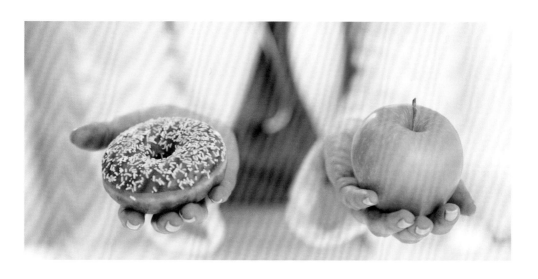

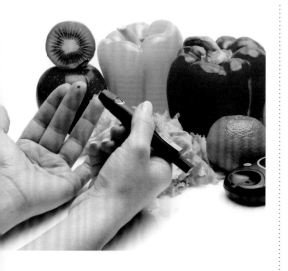

Q 要注意钠或其他矿物质的摄取吗?

A 糖尿病同时兼有高血压的患者每天摄取的盐分要限制在 6 克以内,其他要注意的就是因为肾病变引发的高血钾,就要注意蔬果的摄取,瓜类、奶类等含钾较高,要注意量的限制。

Q 为什么已经少吃,或者遵照营养师的指示,血糖值还是偏高?

A 有人说三餐只吃五谷饭跟青菜,也没乱吃其他的东西,但检测值还是不佳。事实上,当蛋白质与脂肪类的食物进入肠道,会刺激肠道分泌肠泌素来延缓胃排空跟胰岛素的分泌,进而降低血糖的上升。国外曾有研究发现在餐前 30 分钟提供给第二型糖尿病患食用乳清蛋白,发现其餐后血糖值明显降低,有这方面困扰的读者不妨试试,先食用蛋白质的食物。

Q 糖尿病患者要参加喜宴或有机会饮酒要怎么办?

A 大量酒精会引发低血糖,对于已发生血管病变、高三酸甘油酯者以及第 1 型患者应该要避免饮酒。第 2 型患者须配合进餐,且病情控制良好,女性在 1 个酒精当量,男性则不超过 2 个酒精当量,1 个酒精当量 = 2 份脂肪 = 90 大卡 = 360 毫升啤酒 = 150 毫升酿造酒 = 45 毫升蒸馏酒。

Q 家里有糖尿病患者时,伙食就必须分开煮,实在不是很方便?

A 基本上糖尿病的建议菜单是属于三低(低油、低盐、低糖)一高(高纤),这样的饮食也相当适合现代人,繁忙的生活形态总是造成饮食不均衡,摄取过多的肉类、油脂,加上缺乏适当运动者,容易导致所谓的代谢症候群,所以不妨一起吃相同的建议菜单,减轻身体的负担。

Q 瘦的人就不会得糖尿病吗?

A 糖尿病除了遗传、胰脏疾病、荷尔蒙问题、药物化学品影响之外,比较常见原因是肥胖;但即使体重正常,却经常吃高热量食物(炸鸡、甜食、饮料),或者用餐没有定时定量、日夜颠倒生活紊乱的人,也可能成为代谢症候群,增加罹患糖尿病风险。

Q 糖尿病患因为怕低血糖所以不能运动?

A 耐力运动可以帮助降血糖、消耗游离脂肪酸,减少胰岛素的需要量;所以建议糖尿病患者还是需要运动,以每周三次、每次 15 ~ 30 分钟为基准,年轻人可每天运动,老人家适合散步。运动时,要记得需要额外热量摄取,如果运动时间不长则补充简单的水果;需要 1 ~ 2 小时以上的运动则搭配饼干、面包;若长达数小时以上的运动,要补充含有蛋白质的食物。

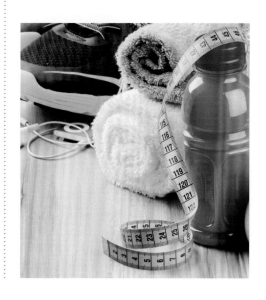

糖尿病特殊人群的饮食安排

不同人群的糖尿病患者，饮食安排是不一样的，患者需要根据自身类型科学合理地安排自己的饮食。

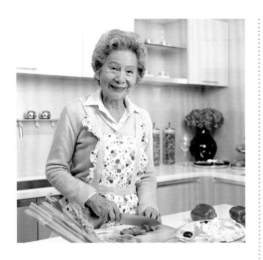

老年糖尿病患者的饮食安排

约有30%的老年糖尿病患者只需要单纯的饮食疗法，即可控制病情，那么老年糖尿病患者的饮食应该怎么安排呢?

1 既要控制饮食，又要营养充足，以保持理想体重。老年糖尿病患者每天所需总热量可按每千克体重30千卡左右估计。蛋白质每千克体重每天的摄入量为1.0~1.5克，需要高蛋白者可高一些，碳水化合物则每天200~300克。

2 限制脂肪的摄入量，如油炸食品、动物的内脏（肝、肺、肾等）、肥肉等富含胆固醇的食物要少吃或不吃。

3 多摄入粗粮、新鲜蔬菜等富含膳食纤维的食物。膳食纤维有延缓胃肠道消化吸收食物的作用，可以控制餐后血糖上升的幅度，改善葡萄糖耐量。同时，应减少食盐的摄入量，以每天不超过4克为宜。

4 坚持少量多餐、定时定量的原则，这样既可以防止因吃得过多而引致的血糖升高过快，又可以避免出现低血糖的现象。

5 多饮水，同时应限制饮酒。

儿童糖尿病患者的饮食安排

儿童糖尿病患者有异于其他糖尿病人群的特点，所以在饮食的安排上也有其特点:

1 限制热量的摄入，一般的小学生每日应摄取1500千卡的热量，具体的热量计算公式为: 全天总热量（千卡）=年龄×系数+1000系数学位。公式里的系数一般为70~100，一般来说，身体较胖的儿童，应选择较小的系数，而活动量大的儿童应选择较大的系数。系数的参考值为: 3岁以下的，系数为95~100; 3~4岁的，系数为90~95; 5~6岁的，系数为85~90; 7~10岁的，系数为80~85; 10岁以上的，系数为70~80。

2 蛋白质的摄入量以每天每千克体重2~3克为宜，并且宜选择鱼类、鸡蛋、牛奶、豆类等食物的蛋白质。

3 碳水化合物的摄入量宜占总热量的50%~55%，脂肪的摄入量占30%。总胆固醇的摄入量每天不宜超过300毫克，油炸食品、动物内脏、肥肉等应少吃或不吃。

4 儿童对于维生素、矿物质的需求量较大，所以应该常吃富含维生素、矿物质的食物，在蔬菜的选择方面，宜选用含糖量少的白菜、菠菜、萝卜等。

5 适当增加海带、豆皮等富含膳食纤维的食物，并且宜采用少量多餐的方法。

6 烹调方法宜尽量多样化以提高糖尿病患儿进食的兴趣。

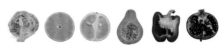

肥胖型糖尿病患者的饮食安排

对于肥胖型糖尿病患者来说，只要体重减下来了，胰岛素的抵抗自然就会有所减轻，血糖也就相应地降下来了，这就要求糖尿病患者的饮食控制要到位。

1 控制热量的摄入，肥胖型糖尿病患者每天的热量摄入可根据前面所介绍的公式和方法计算。

2 碳水化合物的摄入量宜适当减少，每天的主食量宜为150~200克。

3 相较于普通的糖尿病患者，肥胖型糖尿病患者的蛋白质摄入量可稍多些，一般占总热能的20%~24%。

4 限制脂肪的摄入，动物内脏、油炸食物等高胆固醇的食物以及花生、核桃等高油脂的食物应尽量不吃。

5 尽可能地避免煎、炸等烹调方法，可选择蒸、煮、炖等。

6 补充一定量的维生素和矿物质。

7 傍晚和临睡前不要进食太多的食物。

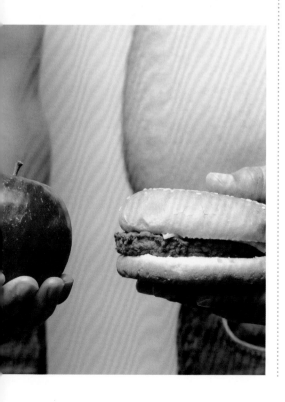

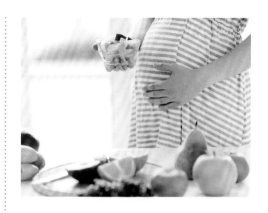

妊娠期糖尿病患者的饮食安排

妊娠期糖尿病患者控制饮食的目的是为母体与胎儿提供足够的热量及营养素使母体及胎儿能适当地增加体重，符合理想的血糖控制标准，预防妊娠毒血症及减少早产、流产与难产的发生。

1 妊娠前4 个月不需要特别增加热量，但是到了中后期，则要相应地增加一定的热量了，其计算公式为标准体重×（30~35）千卡/千克（体重）。

2 妊娠期糖尿病患者宜少食多餐，将每天应摄取的食物分为5~6餐，而且要避免晚餐与隔天早餐的时间相距过长，所以睡前可补充一些点心。

3 应尽量避免加有蔗糖、砂糖、果糖、葡萄糖、冰糖、蜂蜜、麦芽糖之类的含糖饮料及甜食，以避免餐后血糖快速增加。

4 尽量选择纤维含量较高的主食，如以糙米或五谷饭取代白米饭，使用全谷类面包或馒头等。

5 妊娠期糖尿病孕妇早晨的血糖值较高，因此早餐淀粉类食物的进食量须适当控制。

6 如孕前已摄取足够营养，那么妊娠初期不需增加蛋白质摄取量，而妊娠中期及后期每天应增加6克和12克蛋白质。所以最好每天喝至少两杯牛奶。

7 烹调用油以植物油为主，尽量减少油炸、油煎之物，应禁食动物的皮和肥肉等。

8 常吃些富含叶酸且对血糖影响较小的绿叶蔬菜和豆类等。

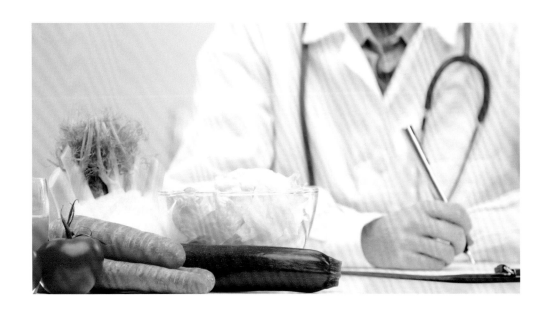

更年期糖尿病患者的饮食安排

糖尿病是更年期人群的常见病，饮食控制是治疗的根本措施：

1 应摄取低热量饮食，主粮的限制可采取递减或骤减的方法，骤减可及时减轻胰岛细胞的负担，一般效果更好些。

2 如饥饿感强烈，可选食含糖量少的蔬菜充饥。

3 每日三餐，膳食热量的分配可按早2/5、中午2/5、晚1/5的比例安排食物量。

4 有条件的患者可采用少量多餐，更有利于减轻每次进餐的糖负荷。

5 糖和甜食应在禁食之列。水果要视病情而定，病情不稳定时或严重时不吃；控制得好时可少量吃，且要观察对尿糖血糖的影响，影响明显时，最好不吃。烟、酒等辛辣刺激品也应避免。

6 可通过粗算法进行饮食控制，普通糖尿病患者每日主食供应量250～350克，副食中蛋白质30～40克，脂肪50克左右。肥胖型糖尿病患者每日主食控制在150～250克，脂肪25克，蛋白质30～60克，此为低糖、低脂饮食。高蛋白饮食适于长期患消耗性疾病的糖尿病患者，每日主副食的蛋白质总量不低于100克。

消瘦型糖尿病患者的饮食安排

部分糖尿病患者体形也不胖，属于消瘦型糖尿病患者，对于这部分的患者，可适当地放宽热量摄入的限制，但是一样需要控制饮食，否则也会导致血糖失控。

1 热量的摄入较其他糖尿病患者有所增加，具体热量的计算公式可参照前面介绍的公式和方法。

2 适当增加蛋白质的摄入，一般以每千克体重1.2～1.5克为宜，且蛋白质的来源选择宜为奶制品、豆制品、瘦肉、禽蛋等。

3 限制脂肪的摄入，油炸食品、动物内脏、肥肉等高脂肪、高胆固醇的食物应尽量少吃或不吃。

4 注意餐次的分配，有条件的最好可以做到少量多餐，这样可以保证膳食量的充分摄入。

5 适当摄入维生素和铁等微量元素。

6 体重对于热量的摄入有着指导性的作用，所以应监测体重，根据体重的变化及时调整饮食，以免影响血糖的控制。